産科急変ドクターコール
医師への的確な報告の仕方

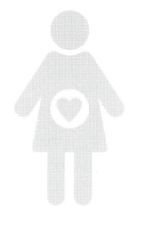
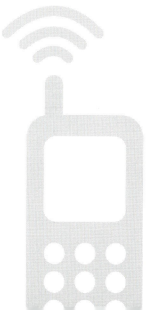

刊行にあたり

　妊産婦が訴える種々の症状や臨床所見に対して経過観察でよいのか，それともドクターコールが必要か，また緊急性がどの程度あるのか，判断に迷うことは多いと思います。さらにドクターコールの際，要点を的確・簡潔に報告することができず，医師への報告に苦手意識を持っている方も多いと思います。

　本書では①妊娠初期，②妊娠中期～後期，③分娩期，④産褥期の各時期に分けて，遭遇することの多い主訴や症状に対して，最初に"ダメなドクターコール"を示し，どうしてそれがダメなのかを解説します。次にどのようなドクターコールが"よいドクターコール"なのかを示し，各症状や臨床所見に対して確認すべき項目や報告する必要のある内容は何か，どのような場合に緊急性が高いか，鑑別すべき疾患にはどのようなものがあるか，などを解説します。これらの解説を参考にしていただくことで，ドクターコールのタイミングや，要点を的確に伝える簡潔・明快な"よいドクターコール"はどのようにすればよいのか理解していただきたいと思います。

　本書は最初から順番に読んでいく必要はありません。妊娠の各時期に見られる主訴や症状に対してどのようにドクターコールしようかと悩んだ時に，その主訴・症状の記載してあるページを開いて，何をチェックし報告したらよいのか，どのようなドクターコールがダメで，どのようなドクターコールが望ましいのかを確認していただければよいと思います。

周産期管理においては妊産婦の管理だけではなく胎児・新生児の管理も必要であり，妊産婦に限ってもさまざまな訴えや症状への対応が必要となります。本書ではそのすべてを網羅して解説することは困難ですが，本書に掲載された項目の解説を読むことで，ドクターコールの基本を理解していただければ，さまざまな場面でより的確なドクターコールが可能となるのではないでしょうか。

　さまざまな状況において医師と助産師・看護師の連携がうまくいくためには，普段から医師と助産師・看護師のコミュニケーションが重要であることは言うまでもありません。医師に遠慮して報告が遅れるようなことがないように，ドクターコールに対して「こんなことをいちいち報告するな」とか「報告の仕方が悪いからこんなことになった」などと言われないように，よいドクターコールを心がけるとともに，普段から医師と十分な話し合いを行うことが必要です。

　最後に本書の出版にあたって，お忙しい中，執筆にご協力いただいた産婦人科の先生方ならびに企画・編集にご尽力いただいた日総研グループの皆様に感謝いたします。

2015年4月

正岡病院 理事長

正岡　博

目次

第1章 妊娠初期
- 出血 ... 6
- 下腹部痛 ... 16
- 嘔吐 ... 22
- 頭痛 ... 27

第2章 妊娠中期・後期
- 出血 ... 34
- 腹部緊満感 ... 38
- 下腹部痛 ... 41
- 上腹部痛 ... 53
- 胎動減少 ... 57
- 発熱 ... 60
- 破水感 ... 64

第3章 分娩期
- 遷延分娩 ... 68
- 微弱陣痛 ... 72
- 胎児心拍数モニター異常 ... 76
- 出血 ... 86
- 破水・羊水混濁 ... 91
- 上腹部痛・嘔吐 ... 95
- 発熱 ... 103
- 痙攣発作・意識障害・頭痛 ... 108
- 胸痛 ... 116

第4章 産褥期
- 出血 ... 124
- 下腹部痛 ... 130
- 上腹部痛 ... 134
- 発熱 ... 138
- 痙攣発作 ... 142
- 胸痛 ... 146

第1章

妊娠初期

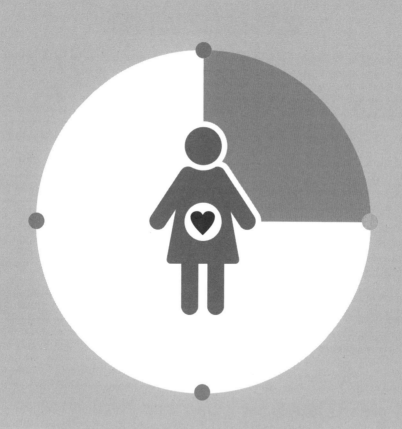

出血 のドクターコール

📵 ダメなドクターコール

❶妊娠初期の方から電話で連絡があって，出血があるので診てほしいとのことです．診察していただけますか．

❷妊娠初期で当院を一度だけ受診したことがある方ですが，先ほどから少量の出血があるとのことです．様子をみてもらってよいですか．

なぜこれがダメなの？

❶，❷とも情報が少なすぎて，出血の状況や原因がはっきりしません．

❶の場合 出血があるだけでは，診察が必要かどうか判断できません．妊娠初期に出血を伴う疾患はいろいろとあります．実際には診察をしてみないと分かりませんが，緊急性があるかどうかを判断するには，現在が何週くらいか，出血の量はどのくらいか，腹痛を伴っているかなどの情報が必要です．また，流産や異所性妊娠（子宮外妊娠）など，異常妊娠の既往に関する情報も重要です．

❷の場合 子宮外妊娠など緊急性のある疾患の可能性もあり，安易に経過観察とすることは危険です．最終月経がいつか，最終月経から妊娠何週となるのか，一度受診した時に胎嚢は見えたか，胎芽像，胎児心拍は観察できたかなどの情報が必要です．

📱 よいドクターコール

❶最終月経から計算すると妊娠5週くらいになる方から，少量の出血があるとの電話がありました．数日前に市販妊娠検査薬で反応

が陽性となったばかりで，まだ病院など受診はしていないそうです。今のところ腹痛はほとんどないとのことですが，2回流産の既往があり心配されているようです。受診していただいた方がよいでしょうか。

❷妊娠初期の方ですが，先ほどからかなりたくさんの出血があるとのことです。最終月経からは妊娠7週くらいで，先日当院を受診した時には胎嚢は確認できたようですが，まだ胎芽心拍は確認できなかったそうです。腹痛も強く受診を希望されていますが，これから来院していただいてもよろしいでしょうか。

❶の場合 出血も少なく腹痛もないため経過観察でもよいかもしれませんが，まだ病院を受診しておらず，2回の流産既往があることから，不安が強ければ受診を勧める方がよいでしょう。

❷の場合 以前受診した時に胎嚢は確認できていますが，胎芽心拍が確認できておらず，切迫流産あるいは進行流産が考えられます。出血が多く，腹痛も伴っていることから一度受診してもらう方がよいでしょう。

☑ 確認項目と報告内容

- **自覚症状** 出血の量・期間，下腹部痛の有無と程度
- **バイタルサイン** 血圧，脈拍など
- **妊娠週数** 最終月経，基礎体温，不妊加療中であれば超音波検査による排卵日・人工授精や胚移植の期日などから計算して，現在の妊娠週数を推定
- **妊娠反応** 陽性となった期日（妊娠4週以降に陽性となる）
- **産婦人科受診歴** 今回妊娠の初診日とその後の受診の有無

🏷️ **超音波所見**
　①胎嚢…妊娠4週後半から確認できる。子宮内に胎嚢が確認できれば，子宮外妊娠をほぼ否定できる。
　②胎芽像・胎芽心拍…妊娠5週後半から確認できる。
　③血液貯留…子宮腔・内子宮口付近の血液貯留（絨毛膜下血腫）

🏷️ **妊娠歴**　流産・子宮外妊娠の既往
　流産は必ずしも繰り返すわけではないが，流産既往のある場合は不安が強く，不正出血がある場合は診察を希望する方が多い。また，子宮外妊娠は繰り返す場合があり注意が必要である。

🏷️ **不妊加療の有無**　自然妊娠か不妊加療後（タイミング法，人工授精，体外受精）の妊娠か。不妊加療後の方は，流産などに対する不安感が強い。

🏷️ **年齢**　高齢妊娠（特に40歳以上）では流産率が高く，流産に対する不安感も強い。

🩸 妊娠初期に出血を来す疾患
● 切迫流産

　胎嚢や胎児が妊娠週数相当で発育しているにもかかわらず，一時的に不正出血や腹痛を認める場合を切迫流産という。この場合は安静にすることが最も有効な治療法である。通常は出血などの症状は一時的で妊娠を継続可能であるが，出血量が多い場合や絨毛膜下血腫を合併（**写真1，2**）している場合は，進行流産となる可能性もある。

　〈参考〉
　　稽留流産：胎児の発育が停止し胎児心拍動が消失しているが，腹痛や出血などの症状がない状態。切迫流産とは異なり，治療し

写真1　絨毛膜下血腫（妊娠9週）:経腟超音波子宮体矢状断

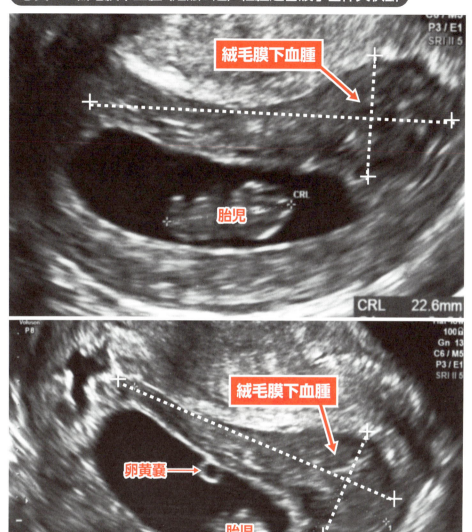

性器出血を主訴に来院。経腟超音波検査にてCRL22.6mm（9週2日相当）の胎児像を認め，胎児心拍・卵黄嚢も確認できた。子宮腔内（胎嚢周囲）に63×24mmの内部エコー（＋）の占拠病変を認め，絨毛膜下血腫と診断した。

写真2　絨毛膜下血腫（妊娠12週）：経腟超音波子宮体横断

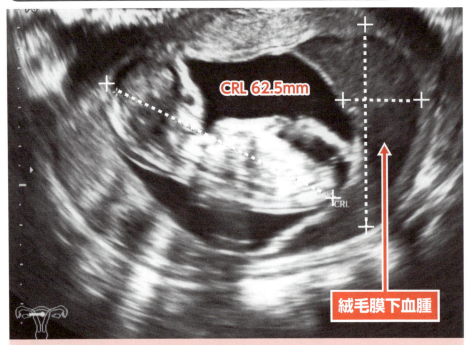

性器出血を主訴に来院。経腟超音波検査にてCRL62.5mm（12週相当）の胎児を認め、胎児心拍も確認できた。子宮腔内に48×20mmの内部エコー（＋）の占拠病変を認め、絨毛膜下血腫と診断した。

ても妊娠継続は不可能で、人工的に掻爬をする子宮内容除去術（流産手術）が必要となる（**写真3**）。

枯死卵：胎嚢が確認されてから2週間以上経過しても、胎児像や胎児心拍が確認できないことがある。このような場合を枯死卵（blighted ovum）と呼ぶ（**写真4**）。出血や腹痛を伴わないことも多く、稽留流産の一種ともいえる。

● 進行流産（完全流産，不全流産）

切迫流産の一部と稽留流産・枯死卵の場合は、最終的に子宮収縮が増強し子宮内容を排出しようとする働きが起こるため、出血が増量し下腹部痛も増強する。このような状態を進行流産といい、子宮

写真3　稽留流産（子宮内胎児死亡）：経腟超音波子宮体横断

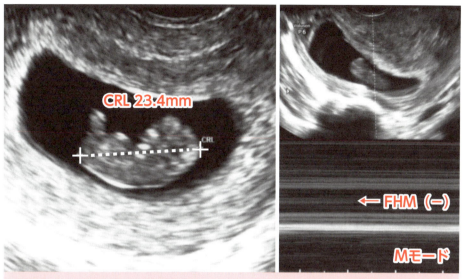

不正出血，下腹部痛ともに認めない。CRL23.4mm（妊娠9週相当）の胎児像を認めるが，胎児心拍を確認できない。

写真4　枯死卵（blighted ovum）：経腟超音波子宮体矢状断

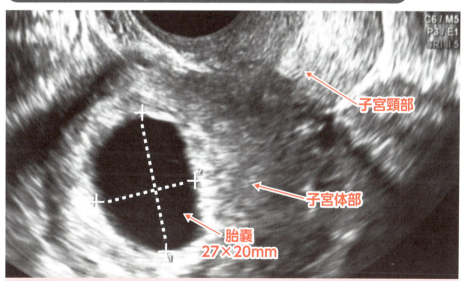

不正出血，下腹部痛ともに認めない。子宮腔内に27×20mmの胎嚢を認めるが，胎嚢内に胎児像を確認できず枯死卵と診断。

写真5　進行流産（不全流産）：経腟超音波子宮体矢状断

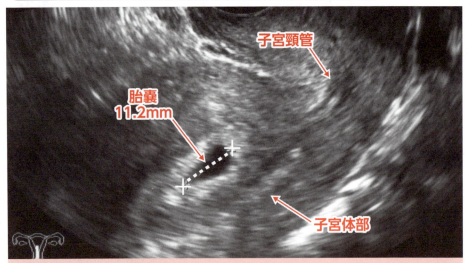

性器出血ならびに下腹部痛を主訴に来院。子宮腔内に11.2mm径の胎嚢を認めるが，胎嚢内に胎芽像を認めず，胎嚢は変型し子宮頸管近くに下降しており進行流産と考える。

口が開大し子宮内容が排出される。この時，子宮内容が完全に排出されるものを完全流産，絨毛や脱落膜など妊娠組織の一部が子宮内に残存するものを不全流産（**写真5**）と呼ぶ。完全流産の場合は，その後，特に処置は必要ないが，不全流産の場合は子宮内容除去術が必要となる。

● 子宮外妊娠

妊娠反応が陽性となり1週間以上経過しても，超音波検査にて子宮腔内に胎嚢を確認できない場合は子宮外妊娠を疑う必要がある。最近では超音波診断装置の進歩により，子宮外妊娠の中で最も頻度の高い卵管妊娠では，妊娠5週頃より腫大した卵管を外妊性腫瘤として確認できるようになった（**写真6, 7, 8**）。さらに，このような超音波所見から，卵管破裂や卵管流産を発症する前に子宮外妊娠を診断できるようになり，多量の腹腔内出血を認めショック状態で

写真6　子宮外妊娠（右卵管妊娠　妊娠5週）

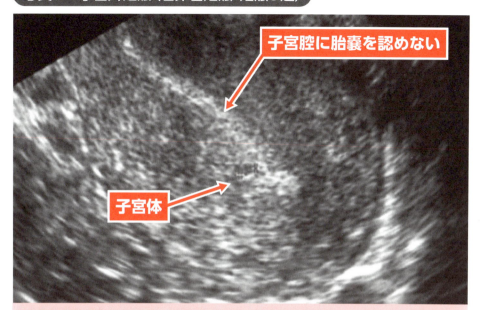

経腟超音波子宮体矢状断：妊娠反応陽性だが子宮腔内に胎嚢を認めない（子宮内胎嚢の欠如）

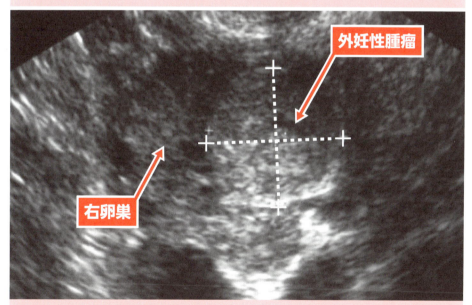

経腟超音波右付属器矢状断：右卵巣に接して卵巣より高エコーで円形の小腫瘤を認める（外妊性腫瘤）

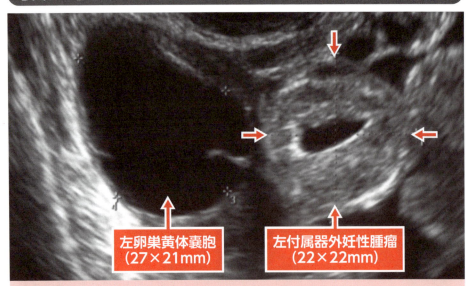

写真7　子宮外妊娠（左卵管妊娠　妊娠6週）経腟超音波左付属器冠状断

左卵巣黄体嚢胞（27×21mm）

左付属器外妊性腫瘤（22×22mm）

左卵巣には27×21mmの黄体嚢胞を認め，その卵巣に接して22×22mmの外妊性腫瘤と思われる高エコー腫瘤を確認できる（腫瘤内に胎嚢様エコーを認める）。

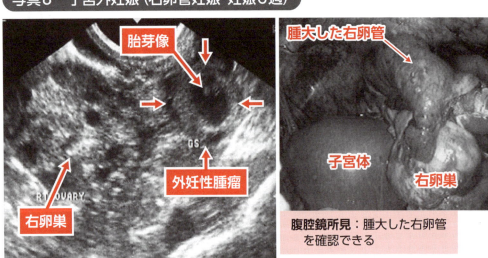

写真8　子宮外妊娠（右卵管妊娠　妊娠6週）

胎芽像

外妊性腫瘤

右卵巣

腫大した右卵管

子宮体

右卵巣

腹腔鏡所見：腫大した右卵管を確認できる

経腟超音波右付属器冠状断：右卵巣に接して外妊性腫瘤を確認できる（腫瘤内に胎嚢ならびに胎芽像を認める）

写真9 子宮外妊娠（左卵管妊娠 妊娠7週）経腟超音波矢状断

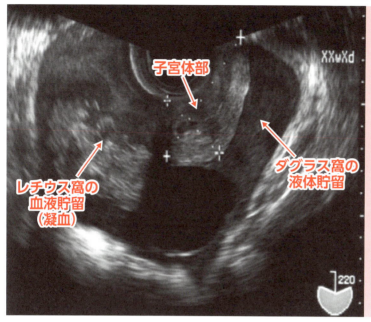

子宮体部を取り囲むようにダグラス窩～レチウス窩に液体貯留を認める。妊娠反応陽性だが子宮腔内に胎嚢を認めない。腹腔鏡下手術施行し，左卵管妊娠破裂を確認。腹腔内出血は約1,500 mLであった。

緊急手術が必要となる場合（**写真9**）が少なくなった。治療は通常手術療法であり，腹腔鏡下手術が行われることが多い。

● 胞状奇胎

最近は超音波診断装置の進歩により，早期に流産の診断が可能となってきている。そのために胞状奇胎の発症頻度は減少しているといわれているが，妊娠初期の不正出血の原因の一つとして忘れてはいけない疾患である。妊娠反応（尿中・血中HCG値）は高値を示す場合が多く，超音波検査では子宮腔内に胎嚢や胎芽・胎児像を認めず，異常増殖した胎盤が多数の小嚢胞の集合として観察される。

● 出血性腟部びらん，子宮頸管ポリープ，子宮頸がん

不正出血の原因は，必ずしも流産や子宮外妊娠など妊娠に関連した疾患ばかりではないため，腟部びらん，子宮頸部ポリープ，子宮頸がんなどのチェックも必要である。

（正岡　博）

下腹部痛のドクターコール

📵 ダメなドクターコール

❶まだ当院を一度も受診したことのない妊娠初期の方から，下腹部痛があるのでみてほしいとの連絡がありました．性器出血はないとのことですが，受診していただいてよいですか．

❷妊娠初期で当院を一度だけ受診したことがある方です．数日前から少量出血と軽い下腹部痛があったとのことですが，先ほどから急に下腹部痛が増強したとのことです．受診を希望されているので，診察していただけますか．

なぜこれがダメなの？

❶の場合 下腹部痛があるとのことですが，下腹部痛の程度が分かりません．また妊娠初期とのことですが，何週くらいなのか分からず，診察が必要かどうか判断できません．受診歴がないことから妊娠週数の判断は難しいと思いますが，最終月経開始日や妊娠反応が陽性となった期日などの情報があるとよいです．可能であれば，下痢や便秘などの消化器系の症状や，膀胱炎症状の有無も知りたいところです．

また，医師に対しては，「受診していただいてよいですか」という断定的な表現よりは，「受診していただく方がよいですか」「受診していただく必要がありますか」などの表現の方がよいでしょう．

❷の場合 下腹部痛が増強していることから，進行流産あるいは子宮外妊娠が疑われます．子宮外妊娠であれば，緊急処置が必要となるかもしれません．受診歴がある場合は，受診時に胎嚢が確認できたか，胎芽心拍が確認できたかなどの情報が重要です．また，受診時の所見から妊娠何週くらいになるのか分かれば知りたいところです．

よいドクターコール

❶まだ当院を一度も受診したことのない妊娠初期の方から，下腹部痛があるのでみてほしいとの連絡がありました。下腹部痛はあまり強くなく，性器出血もないとのことです。また，下痢や便秘，膀胱炎症状などもないとのことです。最終月経からは妊娠5週となりますが，数日前に市販妊娠検査薬で反応が弱陽性だったとのことです。今すぐに受診していただく必要はありますか。

❷妊娠初期で当院を1週間前に受診した方から連絡がありました。数日前から少量出血と軽い下腹部痛があったとのことですが，先ほどから急に下腹部痛が増強したとのことで，受診を希望されています。胃腸炎や膀胱炎の症状はないとのことです。1週間前に受診した時には妊娠反応は陽性でしたが，超音波検査にて子宮腔に胎嚢が確認できなかったようです。また，子宮筋腫や卵巣腫瘍などは認めなかったようです。これから受診していただいた方がよいでしょうか。

❶の場合 受診歴がなく不明な点が多いため一度受診してもらった方が安心ですが，下腹部痛は強くなく，不正出血もないとのこと，妊娠反応も弱いことなどから，夜間であれば，翌日の受診を勧めてもよいかもしれません。ただし，その場合は腹痛の増強があれば連絡するよう説明する必要があります。

❷の場合 下腹部痛の増強を認め，1週間前の受診時に胎嚢が確認できていないことから子宮外妊娠を疑う必要があります。早めに受診してもらう方がよいでしょう。

☑ 確認項目と報告内容

🔖 **自覚症状** 下腹部痛の程度，不正出血の有無，下痢・便秘などの消化器症状の有無，膀胱炎症状の有無など

🔖 **バイタルサイン** 血圧，脈拍など

🔖 **最終月経などから推定される妊娠週数**

🔖 **妊娠反応チェックの有無と期日**

🔖 **産婦人科受診歴と受診時の超音波所見**

　　胎嚢・胎芽像・胎芽心拍確認の有無
　　外妊性腫瘤の有無，腹腔内出血の有無
　　卵巣腫瘍，子宮筋腫合併の有無

🔖 **流産・子宮外妊娠の既往，不妊加療の有無**

💧 妊娠初期に下腹部痛を来す疾患

● **切迫流産**
● **進行流産 (不全流産，完全流産)**
● **子宮外妊娠**

　　上記の詳細は，「第1章妊娠初期―出血」（P.8～15）」を参照。

● **卵巣腫瘍，子宮筋腫**

　妊娠初期には，排卵後の卵巣に黄体嚢胞が形成されることが多い。通常腫瘤径は5cm以下であるが，しばしば5cm以上となり（**写真1**），腫瘤の増大と共に下腹部痛を認めることがある。また時には茎捻転を発症することもあるが，嚢胞内容液の穿刺排液で対処できる場合が多い。症状が強くなければ妊娠の進行と共に自然に消退するため，一般的には保存的に経過をみる。

　その他の卵巣腫瘍として，妊娠初期に偶然発見されることが多いのは，皮様嚢胞腫である（**写真2，3**）。小さいものは経過観察でよ

写真1　妊娠初期黄体嚢胞（経腟超音波検査：冠状断）

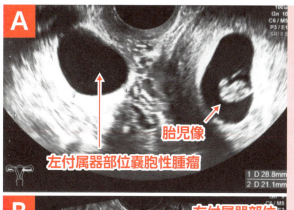

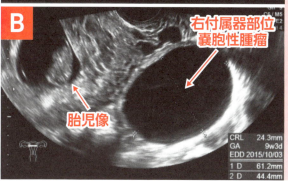

A：左卵巣黄体嚢胞（妊娠9週）
妊娠子宮左側の付属器部位に29×21mmの嚢胞性腫瘤を認める。内部エコー（－），類円形，嚢胞壁整であり，黄体嚢胞と考える。大きさは小さく，経過観察で問題ない。

B：右卵巣黄体嚢胞（妊娠9週）
妊娠子宮右側の付属器部位に61×44mmの嚢胞性腫瘤を認める。内部エコー（－），類円形，嚢胞壁整であり，黄体嚢胞と考える。大きさは5cm径を超えているが，妊娠経過と共に縮小消失する可能性が高く，茎捻転に注意しながら経過観察とした。

A，Bいずれも卵巣嚢腫を完全には否定できないため，妊娠経過と共に腫瘤が縮小消失することを確認する必要がある。

いが，径が5cmを超える場合は妊娠中に茎捻転を発症することがあり，その場合は突然激しい疼痛を認め，緊急手術となる。また悪性腫瘍の可能性も否定できないため，慎重に経過観察するか，妊娠中期に腫瘤摘出術を考慮する必要がある。妊娠中に急激に増大することは少ないため，茎捻転を発症しなければ，産後に手術療法を施行することも多い。

　チョコレート嚢胞（子宮内膜症性嚢胞）も，しばしば遭遇する卵巣腫瘤である（**写真4**）。妊娠中は増大することは少なく，茎捻転を発症するリスクも高くはないが，腫瘤径が大きい場合は，妊娠子宮の増大に伴い，妊娠中あるいは分娩時に破裂する危険性や分娩時に分娩障害となることもあり，妊娠後期に経腟的に穿刺排液を施行

写真2　妊娠初期卵巣皮様嚢胞腫

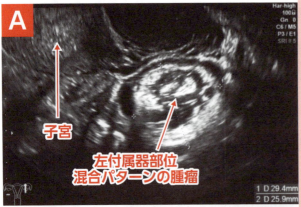

A：左卵巣皮様嚢胞腫（妊娠6週）経腟超音波検査：左付属器部位矢状断

妊娠子宮左側の付属器部位に高エコーと低エコーが混在した（混合パターン）29×26mmの腫瘤を認める。卵巣皮様嚢胞腫と考える。腫瘤径は小さく，経過観察とした。

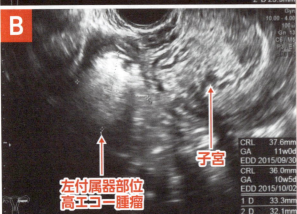

B：左卵巣皮様嚢胞腫（妊娠10週）経腟超音波検査：冠状断

妊娠子宮左側の付属器部位に33×32mmの高エコー腫瘤を認める。卵巣皮様嚢胞腫と考える。腫瘤径は小さく，経過観察とした。

妊娠初期に確認される卵巣腫瘤の中で卵巣皮様嚢胞腫は比較的頻度が高いが，嚢胞部分主体の嚢胞パターン，高エコーと低エコーが混在した混合パターン，高エコー充実パターンなど種々のエコーパターンを示し，腸管エコーとの鑑別が難しい場合もある。

写真3　右卵巣皮様嚢胞腫（妊娠11週）　経腟超音波検査：冠状断

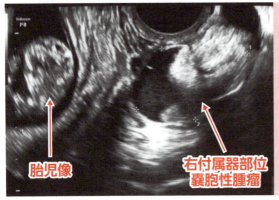

妊娠子宮右側の付属器部位に57×41mmの嚢胞性腫瘤を認める。腫瘤形態は類円形で内部に高エコーと低エコーが混在しており，卵巣皮様嚢胞腫と思われる。腫瘤径は5cmを超えており，妊娠中に茎捻転を起こす可能性がある。また悪性腫瘍の可能性も否定できない。慎重に経過観察するか，妊娠中期に腫瘤摘出術を考慮する必要がある。

写真4　左卵巣チョコレート嚢胞（妊娠9週）　経腟超音波検査：矢状断

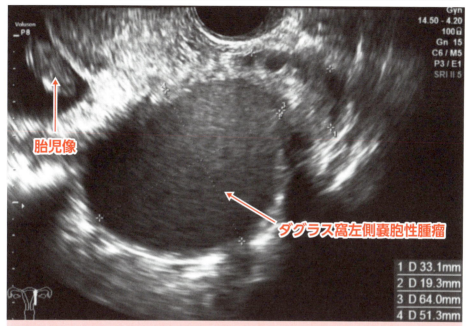

ダグラス窩左側に64×51mmの嚢胞性腫瘤を認める．内部エコー（＋），類円形，嚢胞壁整で卵巣チョコレート嚢胞と思われる．一般に妊娠中は増大することはないが，腫瘤径は5cmを超えており，妊娠子宮の増大に伴い妊娠中あるいは分娩時に破裂する危険性もあり，妊娠後期に経腟的に穿刺排液を施行するか，選択帝王切開術を考慮する必要がある．

するか，選択帝王切開術を考慮する必要がある．なお，妊娠中にチョコレート嚢胞が破裂した場合は激しい疼痛を伴い，緊急手術が必要となる．

　一方，子宮筋腫は全く自覚症状のない場合もあるが，女性ホルモンの影響で妊娠中に増大することが多く，場合によっては疼痛や子宮収縮を伴い，流産・早産の原因となることもある．

● **下痢，便秘，虫垂炎，膀胱炎**

　下腹部痛を来す疾患は産婦人科疾患だけではなく，消化器疾患や泌尿器科疾患もあることを忘れてはいけない．　　　　　　（正岡　博）

嘔吐のドクターコール

📵 ダメなドクターコール

❶妊娠初期の外来の方ですが，嘔気・嘔吐症状が強く，ほとんど食事摂取ができてないとのことです．来院していただこうと思うのですが，制吐剤入りの点滴の指示をいただけますか．

❷妊娠悪阻にて入院輸液加療中の患者ですが，先ほどから嘔吐を繰り返しています．制吐剤投与の指示をいただけますか．

なぜこれがダメなの？

❶，❷ともに，嘔吐や嘔気の原因をつわり（妊娠悪阻）と決めつけているように思います．妊娠初期に嘔吐や嘔気を認める場合，つわり（妊娠悪阻）の可能性は大ですが，妊婦であってもほかの疾患を発症しないとは限りません．脳梗塞や脳出血，心筋梗塞などが絶対にないとはいえません．また胃腸炎・嘔吐下痢症・虫垂炎・腸閉塞など消化器疾患の可能性もあります．したがって嘔吐や嘔気が増悪する場合，報告にはバイタルサインや神経学的所見，随伴症状の有無などを含めて，緊急性があるかどうかも分かる報告が望まれます．

❶の場合 患者に来院してもらうのはよいと思いますが，来院後にバイタルサイン，検尿・採血結果，神経学的所見・随伴症状などをチェックし，再度報告した上で指示を仰ぐ必要があるでしょう．

❷の場合 入院中で輸液療法を施行しているにもかかわらず嘔気・嘔吐が増強しているのであれば，悪阻の増悪の可能性を考え，制吐剤の投与のみではなく，輸液内容を検討する必要があります．また

脳神経系，循環器系，消化器系などのほかの疾患の合併も考える必要があり，バイタルサイン，検尿・採血結果，神経学的所見・随伴症状などをチェックし報告する必要があります。

📱 よいドクターコール

❶ 妊娠初期の外来の方ですが，吐き気・嘔吐症状が強く，ほとんど食事摂取ができていないとのことです。全身倦怠感も強く，体重も減少し，尿量も少ないとのことです。来院していただこうと思うのですが，よろしいでしょうか。来院後に血圧，体重，採血，尿ケトン体などチェックし再度報告しますので，その時に指示をいただけますか。

❷ 妊娠悪阻で入院して点滴を施行している方ですが，先ほどから嘔吐を繰り返しています。下痢や腹痛はないようですが，血圧は高めで，頭痛・手足のしびれ・めまいなどの症状があるようです，すぐ診察していただけますか。

❶の場合 重症妊娠悪阻が疑われます。来院後の検査所見にて，輸液療法や入院の必要性を判断するのがよいでしょう。

❷の場合 悪阻症状の増悪も考えられますが，嘔吐に頭痛，めまい，四肢のしびれなどの症状を伴っており，脳出血など脳圧亢進による症状の可能性もあり，すぐに診察が必要でしょう。

💬 妊娠悪阻とは

症状 吐き気，嘔吐，胃部不快感，全身倦怠感，食欲不振，体重減少，頭痛や下痢を伴うこともある。

　食事の摂取が不十分になると，身体の脂肪分を分解してエネルギーに変換するようになり，尿中にケトン体が出現するようになる。

　水分の摂取が不十分になると，脱水状態となり尿量が減少する。症状は重症度に応じて3段階に分類される。

第1期　頑固な悪心・嘔吐（軽症期，神経期）
　　　　　常に嘔吐を繰り返す，胃液や胆汁，血液が混ざったものを吐く
　　　　　全身倦怠感，体重減少
　　　　　脱水症状：口渇，皮膚の乾燥，尿量減少，便秘

第2期　嘔吐に加え，代謝異常による中毒症状が出現（重症期，中毒期）
　　　　　嘔吐が激しく，体重減少がさらに進行する
　　　　　頻脈，血圧低下
　　　　　軽度の黄疸，低体温さらには発熱
　　　　　脱水が進行し口臭が強くなる
　　　　　アシドーシスの兆候が著明となる

第3期　脳神経症状が現れる（最重症期，脳症期）
　　　　　頭痛，めまい，視力障害，昏睡，幻覚などの脳症状が現れる
　　　　　体温が低下し，危険な状態になる
　　　　　適切な治療を行えば第3期まで至ることはほとんどない

🏷️**検査** 体重測定，尿量測定，CBC，肝機能検査，尿ケトン体

🏷️**治療** 輸液療法（糖質，ビタミン剤，制吐剤，肝庇護剤），心身の安静

〈参考〉ウェルニッケ脳症

　ビタミンB1欠乏により眼球運動障害，運動失調（歩行障害），意識障害（昏睡状態）などの症状を呈する状態。妊娠悪阻の症状が強く，食事摂取が不十分な状態が長く続くと本症を発症することがあるといわれており，悪阻の輸液療法においてはビタミンB1を補充する必要がある。

☑ 確認項目と報告内容

🏷️**自覚症状** 嘔気・嘔吐の程度，食事摂取量

🏷️**随伴症状**

①全身症状…全身倦怠感，体重減少，尿量減少

②消化器症状…腹痛，下痢

③脳神経症状…頭痛，めまい，視力障害，不眠，意識障害，昏睡，幻覚，知覚障害，運動失調，四肢の運動障害

🏷️**バイタルサイン** 血圧，脈拍，呼吸状態

🏷️**血液検査** CBC，CRP，肝機能検査，腎機能検査

🏷️**尿検査** 検尿一般，尿中ケトン体，尿潜血

🏷️**吐物の性状** 唾液・胆汁・血液の混入など

🩸 妊娠初期に嘔吐・嘔気を来す疾患

● つわり・妊娠悪阻
つわり症状が強く治療が必要な場合を妊娠悪阻と呼ぶ。

● 脳神経系疾患（頭痛・めまいを伴う）
片頭痛，くも膜下出血，髄膜炎，脳腫瘍，緑内障，メニエール病，脳出血，脳振盪

● 消化器系疾患（腹痛を伴う）
胃腸炎，嘔吐下痢症，食中毒，腸閉塞，虫垂炎，胆嚢炎，胆石症，胃潰瘍，十二指腸潰瘍，膵炎，肝炎，腹膜炎

● 泌尿器系疾患
尿路結石（腹痛と血尿）

● 循環器系疾患
心筋梗塞，狭心症（胸痛を伴う）

● 代謝性疾患
糖尿病性アシドーシス（糖尿病の増悪）

● 心因性嘔吐
拒食症，過食症，ストレス

（正岡　博）

頭痛のドクターコール

📵 ダメなドクターコール

❶妊娠悪阻にて入院している患者ですが，頭痛があり我慢できないとのことです。鎮痛剤（アセトアミノフェン）を処方してもよいですか。
❷妊娠初期の外来の方ですが，頭痛があるとのことです。しばらく自宅安静で経過をみてもらってもよいですか。

なぜこれがダメなの？

　妊娠初期に併発する頭痛の大部分は片頭痛や緊張型頭痛などの機能性頭痛であり，緊急性の高いくも膜下出血や脳出血など器質性頭痛の頻度は高くはありません。しかし器質性頭痛の可能性も完全には否定できません。

❶の場合　悪阻が原因で起こった片頭痛や緊張型頭痛など機能性頭痛の可能性が高いと思われますが，頭蓋内病変を伴った器質性頭痛も否定できません。痛みの程度や種類（拍動性か絞扼性かなど），同様の痛みの既往，痛みのきっかけや持続時間，さらにバイタルサインや意識レベル，神経症状や眼症状などの随伴症状の有無などの情報が欲しいところです。

　またアセトアミノフェンは妊娠中に投薬可能な鎮痛剤とされていますが，安易に投薬するのは問題です。医師の指示を受けてから投薬する必要があります。すでに疼痛時に鎮痛剤の投薬の指示が出ている場合であっても，頭痛の増強や随伴症状を認める場合はその状況を報告して，指示のある鎮痛剤の投薬の可否を問い合わせるようにするのがよいでしょう。

❷の場合　妊娠初期の頭痛は鎮痛剤などの投薬がしづらいため，安

静にして我慢するしかないという先入観があるものと思われますが，安易に自宅安静を指示するのは危険です。頭痛の原因には頭蓋内病変や緑内障などの疾患もあることを考えた上で，ドクターコールする必要があります。❶の場合と同様に，痛みの程度や種類，同様の痛みの既往，随伴症状の有無などを聴取した上で医師に報告する必要があります。

📱 よいドクターコール

❶ 妊娠悪阻にて入院している患者ですが，頭痛が強く眠れないとのことです。頭をしめつけられるような痛みで，以前から同様の頭痛が時々あるそうです。バイタルサインや意識レベルに異常はなく，手足のしびれ，眼症状（視野狭窄・眼痛など），発熱などもありません。すでに頭痛時の指示としていただいている鎮痛剤（アセトアミノフェン）の投薬で様子をみてもよいでしょうか。

❷ 妊娠初期の外来の方ですが，先ほどから拍動性の頭痛があり，嘔気・嘔吐もあるそうです。手足のしびれなど神経症状はないとのことですが，眼の奥が痛み，眼が見えにくい感じもするそうです。すぐに受診してもらってもよいでしょうか。

❶の場合 緊張型頭痛が最も疑われます。バイタルサインや意識レベルに異常はなく，神経症状や随伴症状もないため，鎮痛剤の投薬で経過をみてもよいように思われます。

❷の場合 拍動性頭痛であり片頭痛の可能性が高いと思われます。ただし眼痛や視力低下など眼症状があり緑内障や頭蓋内疾患も否定はできません。早めに受診してもらい診察が必要でしょう。

☑ 確認項目と報告内容

🏷自覚症状
①頭痛の程度…強弱，次第に増強，経験したことのない，同様の症状を経験したことがある
②頭痛の種類…拍動性，絞扼性，殴られたような痛み
③頭痛の発症と持続…頭痛が起こったきっかけ，発症時期，持続時間

🏷バイタルサイン　血圧，脈拍，呼吸状態
🏷意識レベル　意識障害の有無
🏷随伴症状　嘔吐・嘔気，四肢麻痺，言語障害，眼症状（眼痛，視力低下，視野狭窄），痙攣

💬 頭痛の分類と対処法

● 機能性頭痛

〈片頭痛〉

　片頭痛は頭の血管が拡張することにより発症する頭痛である。血管の拡張により近くにある三叉神経が刺激され疼痛が発生し，刺激で発生する炎症物質がさらに血管を拡張させ悪循環となり症状が増強する。緊張型頭痛に次いで一般的によく認められる頭痛で，女性に多くみられる。

　症状の出現は発作的であり，突然ひどい頭痛が現れ，数時間から場合によっては2～3日持続する。また月に1～2回，多い場合は1週間に数回と周期的に症状の出現を繰り返す。典型的な片頭痛では，頭痛に先立ち眼華閃発や目の前にギザギザが見えたりする眼症状を認めることがあり，それに続いて片側あるいは両側の拍動性の激しい頭痛が出現する。同時に嘔気・嘔吐を伴うこともある。発作中に体位変

換や頭の位置を変えると，痛みが増強するのも片頭痛の特徴である。

原因は明確ではないが，神経質な性格の人に発症しやすいといわれている。ストレス，疲労，寝不足（逆に寝過ぎ），女性ホルモンの変動などが原因となる。空腹や強い光や音刺激が誘因となることもある。またチョコレート，チーズ，赤ワイン，ヨーグルトなど特定の食べ物が発作を誘発する場合もある。

対処法

- ストレス解消を心がけ，寝不足や寝過ぎを避け，規則正しい生活を心がける。
- 片頭痛を誘発する可能性のある食品の摂取しすぎに注意する。
- 片頭痛の発作が起こった場合は，痛む部分を氷やアイスパックで冷やす（温めるのはダメ），静かな場所でゆっくり休む。
- 妊娠中は少し問題になるかもしれないが適量のカフェインを摂取する。

〈緊張型頭痛〉

慢性的に発症する機能性頭痛の大部分がこのタイプである。頭部周囲の筋肉や肩・首の筋肉が緊張し強直・収縮することで起こる。後頭部から首を中心に頭全体がギューッとしめつけられるように痛む。頭痛の程度は強弱さまざまであるが，いつまでもダラダラと続き，なかなか改善せず，すっきりしない。肩こりや首のこりを伴い，肩や首の筋肉には圧痛を伴うことが多い。嘔気や嘔吐など頭痛以外の症状はないことが多く，日常生活への支障も片頭痛ほど強くない。数時間で症状が軽快する場合が多いが，頭痛が数カ月以上も続き慢性化することもある。

精神的・身体的ストレスが原因となることが多く，コンピュータ操作などで長時間同じ姿勢をとっていることで起こる眼精疲労や肩こりが原因となる。

|対処法|
- 趣味やスポーツなど，ストレス解消を心がける。
- 適度な運動を毎日行う。長時間同じ姿勢をとらない。
- 肩や首のこりをほぐし血行をよくする。こった部分をホットタオルなどで温める（妊娠中は鎮痛効果のある湿布剤は使用しない方がよい）。

〈群発頭痛〉

　毎日のように決まった時間（睡眠中，特に明け方が多い）に，目の奥をえぐるような激しい痛みが襲う。男性に多い。1年に1～2回の周期で起こる。1～2時間持続し自然に治る。

　原因ははっきりしないが，眼球の後ろにある血管が拡張し，その周囲に炎症を起こし，神経を刺激するためと考えられている。

|対処法|
- 症状が出る時期はアルコールの飲酒を避ける（妊娠中はもちろんアルコールの摂取は控える）。
- 入浴後に頭痛が起こる人は湯船につからず，シャワーを浴びる。
- 早めに病院を受診する。

● 器質性頭痛

　日常的にしばしば遭遇する機能性頭痛のほかに，何らかの病気が原因で起こる器質性頭痛がある。器質性頭痛は頭痛全体の1割以下といわれている。器質性頭痛の原因疾患としてはくも膜下出血，髄膜炎，脳出血，慢性硬膜下血腫，緑内障などがある。

　過去に経験したことがない頭痛，意識が遠のく，手足がしびれる，発熱など頭痛以外の症状を伴う場合，鎮痛剤が効かない激しい頭痛，頭痛がどんどんひどくなるなどの症状がある場合は，早めに病院を受診する必要がある。

（正岡　博）

第2章
妊娠中期・後期

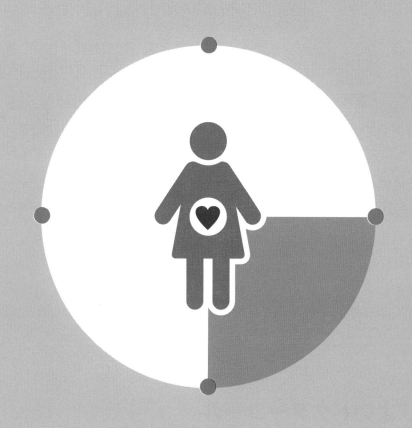

出血 のドクターコール

📵 ダメなドクターコール

❶妊娠中期の方から出血があるとの電話がありました。出血が少量とのことなので，様子をみてもらってよいですか。

❷切迫早産で先ほど入院していただいた方が，少量出血して腹痛が出てきました。リトドリンの点滴を増量してよいですか。

なぜこれがダメなの？

❶，❷とも情報が少なすぎて，出血の状況や原因がはっきりしません。

❶の場合 基本的な情報として妊娠週数が必要です。出血の程度も重要ですが，おなかの張りや腹痛などその他の症状があるかについても，原因を推定したり緊急性があるかどうかを判断したりするためには必要です。

❷の場合 塩酸リトドリン持続点滴中であれば増量する必要があるかもしれませんが，どの程度おなかの張りがあるのか，NSTをしていなければNSTを行って評価することが重要です。また，常位胎盤早期剝離の初期症状が切迫早産と似ている場合があるため，入院時に一度診察している場合でも出血など新たな症状があれば，NSTなどで再度常位胎盤早期剝離かどうか判定することも大切です。

📱 よいドクターコール

❶<u>妊娠24週</u>の方から出血があるとの電話がありました。<u>出血の量は少ない</u>とのことですが，<u>おなかの張りが少しあるものの痛みは</u>

ないそうです。これまでの妊婦健診では，<u>前置胎盤の所見はあり</u>ません。診察に来ていただいた方がよいでしょうか。

❷先ほど切迫早産で入院された方ですが，<u>出血の量が増えておなかの痛みも出てきた</u>とのことでナースコールがありました。<u>触った感じではおなかがすごく硬いわけではないです。NSTを取り始めましたが，少しバリアビリティが少ない</u>ようです。すぐに来てください。

❶の場合 少量の出血とともにおなかの張りがあるとのことで，切迫早産が推定されます。これまでの妊婦健診で胎盤の位置が確認されているのであれば前置胎盤は否定的ですが，常位胎盤早期剥離にも一応注意が必要かもしれません。強い緊急性はなさそうですが，受診を勧める方がよいでしょう。

❷の場合 切迫早産症状にNSTでの基線細変動減少を伴っているのであれば，常位胎盤早期剥離の疑いがあります。典型的な常位胎盤早期剥離では，持続的な腹痛や触診での腹部板状硬が認められますが，それらが認められず，初期症状として切迫早産様の子宮収縮や少量の出血がみられる場合があります。すでに診察を受け，常位胎盤早期剥離ではなく切迫早産として入院となった方も，痛みが強くなったり出血が増えた場合は，子宮収縮の確認だけでなく常位胎盤早期剥離を念頭において，胎児心拍数モニタリングを行う方がよいでしょう。基線再変動の評価は非常に重要ですが，評価が難しい場合も多く，判断に迷う時は医師に評価を依頼することも大切です。

☑ 確認項目と報告内容

自覚症状 出血の量・期間，下腹部痛の有無と程度，おなかの張りの有無と程度，おなかが持続的に硬くなっていないか

妊娠週数

これまでの妊婦健診の情報 胎盤の位置，切迫早産の症状の有無，子宮収縮抑制剤内服の有無，胎児発育など

🩸 妊娠中期・後期に出血を来す疾患

● 切迫早産

妊娠22週から36週で分娩となることが早産であり，おなかの張りや痛み，超音波での子宮頸管長短縮やNSTでの頻回の子宮収縮など，早産に至る兆候が認められる状態を切迫早産という。早産は現在も，わが国の児のNICU入院や周産期死亡の多数を占めており，増加する傾向もあることから，切迫早産に対する診断・治療がますます重要となっている。基本的には安静と子宮収縮抑制剤の内服・点滴治療を行うが，症状が強く週数が早ければ，高次医療機関への母体搬送も考慮する。

● 前置胎盤

胎盤が内子宮口を覆う状態のことで，帝王切開が必要だが，多量出血から予定前に緊急で帝王切開が必要となることがある。また，帝王切開の際に多量出血を来し子宮切除が必要となることもあり，母体死亡の原因ともなり得る重篤な疾患である。経腟超音波検査で，胎盤が内子宮口を覆っていることを確認して診断する。胎盤が内子宮口を覆っているように見えても，子宮の増大とともに離れて

いくことがあるため，妊娠中期は胎盤が内子宮口を覆っていても「前置胎盤疑い」にとどめ，31週末までに内子宮口から離れなければ前置胎盤と診断する。しかし，31週までに出血を来すことも多く，出血を伴う場合はその時点で高次医療機関へ紹介することも大切である。大量輸血や子宮摘出をできる体制で帝王切開を行うようにする。

● 常位胎盤早期剥離

妊娠中，胎盤が胎児出生前に子宮壁から剥離する状態である。母体にはDICを高率に合併し出血性ショックを起こしたり，胎児には低酸素による胎児死亡や脳性麻痺を起こしたりするリスクがあり，母児ともに重篤な障害の原因となり得る緊急性の高い疾患である。腹部激痛や少量の外出血が代表的な症状であり，触診での母体腹壁の板状硬が典型的な所見だが，それらの症状や所見が一部しか伴わない例もある。

産科医療保障制度再発防止委員会からの報告によれば，低酸素による脳性麻痺児の最も多い原因が常位胎盤早期剥離であり，早期発見・治療が今後の課題である。最初の症状が切迫早産様のおなかの張りであったり，胎動減少・消失であったりする場合がある。治療としては，速やかに急速遂娩を行う。

● 出血性腟部びらん，子宮頸管ポリープ

不正出血の原因は必ずしも妊娠に関連した疾患ばかりではなく，腟部びらん，子宮頸管ポリープなどのチェックも必要である。

(舛本明生)

腹部緊満感のドクターコール

📵 ダメなドクターコール

❶かかりつけの妊婦さんから電話があって，おなかが張るのでみてほしいとのことです。診察していただけますか。

❷妊娠24週の妊婦さんから，おなかが張る感じがするが，大丈夫でしょうかと問い合わせがありました。様子をみてもらってよいですか。

なぜこれがダメなの？

❶，❷とも情報が少なすぎて，おなかの張りの状況や原因がはっきりしません。

❶の場合 基本的な情報として妊娠週数が必要です。おなかの張りが持続的か周期的か，出血などその他の症状があるかについても，原因を推定したり緊急性があるかどうかを判断したりするためには必要です。これまでの妊婦健診で子宮頸管長短縮など，切迫早産兆候があったのかどうかも重要です。

❷の場合 おなかの張りの状況や程度，これまでの妊婦健診の状況が不明であり，経過観察としてよいかどうかは判断できません。

📱 よいドクターコール

❶妊娠30週の方からおなかが張るとの電話がありました。<u>1週間前の健診で子宮頸管長が26mmと短縮傾向があり，自宅安静とリトドリン内服をされていた方です。出血や痛みはないそうです</u>が，今日は安静にしてリトドリンを飲んでも，周期的におなかが<u>張るそうです</u>。診察に来ていただいてよろしいでしょうか。

❷妊娠24週の初産婦さんから，おなかが張る感じがするが，大丈夫でしょうかと問い合わせがありました。<u>最近仕事が忙しく，時々おなかが張る感じがしていたそうで，今日はいつもより少し強い</u>とのことです。皮膚が突っ張る感じがするが，おなかが張っているかどうかは分からないそうです。<u>1週間前の健診では子宮頸管長35mmで，特に異常はありませんでした</u>。診察に来ていただいた方がよいでしょうか。

❶の場合 もともと切迫早産で治療中であり，症状が強くなっていることから切迫早産が悪化している可能性があります。来院してもらい，切迫早産の程度を評価する必要があります。

❷の場合 腹部緊満がはっきりしておらず，おなかの張りが子宮収縮ではない可能性も高いですが，初産婦で不安も強ければ受診を勧める方がよいかもしれません。

・・・

☑確認項目と報告内容

🏷**自覚症状** 緊満が周期的か持続的か，痛みを伴うかどうか，出血の有無と量

🏷**妊娠週数**

🏷**これまでの妊婦健診の状況** 切迫早産症状の有無，子宮頸管長短縮の有無，子宮収縮抑制剤の有無

🏷**これまでの超音波所見** 羊水過多の有無など

🏷**既往歴** 切迫早産や早産の既往があるかどうか

🩸 妊娠中期・後期に腹部緊満を来す疾患
● 切迫早産
● 常位胎盤早期剥離

上記の詳細は,「第2章妊娠中期・後期—出血」(P.36, 37) を参照。

● 便秘

妊娠中は,プロゲステロンの増加による消化管運動の低下や子宮の圧迫により,便秘になりやすい。時に子宮収縮と区別が難しいおなかの張りを感じることがある。水分・食物繊維の摂取や適度な運動,酸化マグネシウム内服などを行う。

● 羊水過多症

経腹超音波検査でAFIなどを測定し,羊水量が多い場合を羊水過多,羊水量の増加に伴い腹部緊満感などの症状を伴う場合を羊水過多症という。原因は胎児染色体異常や消化管閉鎖,母体糖尿病,多胎など多岐にわたり,予後は原因により左右される。急速な子宮の増大により腹部緊満や呼吸困難などの症状が起こることがあり,必要に応じて切迫早産の治療や羊水除去を行うことがある。

（舛本明生）

下腹部痛のドクターコール

📵 ダメなドクターコール

❶当院で妊婦健診中の妊娠34週の方ですが，下腹部痛が強く受診を希望されています．受診してもらってもよいですか．

❷切迫早産で入院加療中の妊娠32週の方ですが，先ほどから下腹部痛が増強してきているとのことです．子宮収縮抑制剤点滴の投与量の変更の指示をいただけますか．

なぜこれがダメなの？

下腹部痛の原因は切迫早産だけではありません．緊急性の高い常位胎盤早期剥離や卵巣腫瘍の茎捻転をはじめ便秘，胃腸炎，虫垂炎，膀胱炎，尿路結石，子宮筋腫合併なども下腹部痛の原因となります．これらの疾患を考慮したドクターコールが必要です．

❶の場合 下腹部痛が強いとのことであり，受診してもらうことはよいと思いますが，緊急性があるかどうか分かりません．下腹部痛の程度だけではなく，痛みの出現のタイミングや持続性，性器出血の有無，胎動の有無などを聴取して報告することが望まれます．出血が多い場合や胎動が少ない場合は直ちに受診してもらう必要があるため，緊急性が伝わるドクターコールが必要です．

❷の場合 切迫早産加療目的で入院中であり，子宮収縮の増強による下腹部痛の可能性が大ですが，急に下腹部痛が増強してくる場合は常位胎盤早期剥離の可能性も否定できません．痛みの程度と種類，胎動の有無などの自覚症状のチェックと同時に，胎児心拍数モニタリングにて胎児心拍数に異常所見がないか，子宮収縮の頻度と強さはどの程度かをチェックし報告する必要があります．

胎児心拍数モニタリングにて細変動の減少や一過性頻脈の消失,遅発一過性徐脈や遷延一過性徐脈などを認める場合は常位胎盤早期剝離を疑い,即ドクターコールが必要です。胎児心拍数に異常を認めず,周期的な子宮収縮を認める場合は,症状に応じて子宮収縮抑制剤の投与量を調節することになります。また卵巣腫瘍や子宮筋腫を合併している場合は,同時に報告する方がよいでしょう。

📱 よいドクターコール

❶ 当院で妊婦健診中の妊娠34週の方ですが,先ほどから**突然強い下腹部痛と少量の出血**があり,**胎動もはっきりしない**とのことです。**すぐに診察に来院するよう伝えました**ので,来院されたらすぐに診察をお願いします。

❷ 切迫早産入院加療中で**子宮筋腫を合併**している妊娠32週の方ですが,下腹部痛が増強してきているとの訴えがあります。胎児心拍数モニタリングを施行したところ,**胎児心拍には異常所見は認めませんが,下腹部痛に同期して10分ごとの子宮収縮を認めます**。子宮収縮抑制剤の投与量変更の指示をいただけますか。

❶の場合 突然の下腹部痛と胎動がはっきりしないという訴えがあり,常位胎盤早期剝離を疑う必要があります。直ちに受診してもらい,診察が必要です。

❷の場合 胎児心拍数モニタリングにて胎児心拍数に異常所見を認めないこと,下腹部痛が子宮収縮に同期していることから,子宮収縮抑制剤の投与量の増量で経過をみてよいでしょう。ただし,常位

胎盤早期剥離の前兆として切迫早産徴候の増強を認めることもあるため，子宮収縮が落ち着くまで引き続き胎児心拍数モニタリングを続ける必要があるでしょう。

☑ 確認項目と報告内容

- **自覚症状**　下腹部痛の程度・部位（片側性，両側性）
　　　　　下腹部痛の出現時期・種類（周期性，持続性）
　　　　　性器出血の有無
　　　　　胎動自覚の有無
　　　　　便秘・下痢・嘔吐など消化器症状の有無
　　　　　排尿痛・頻尿・血尿など泌尿器症状の有無
- **母体のバイタルサイン**
- **切迫流産・切迫早産兆候**　現在までの内診所見，頸管長測定結果，子宮収縮抑制剤内服の有無，子宮収縮抑制剤の点滴投与量
- **妊娠高血圧症候群合併の有無**　妊娠高血圧症候群合併症例では，常位胎盤早期剥離のリスクが高い。
- **子宮筋腫，卵巣腫瘍合併の有無**　妊娠子宮の増大に伴い，子宮筋腫核の部位に疼痛を認めることがある。卵巣腫瘍合併妊娠では卵巣腫瘍の茎捻転，破裂に注意する必要がある。
- **胎児心拍数モニタリング**　基線細変動や一過性頻脈の消失，遅発一過性徐脈や遷延一過性徐脈の出現→直ちにドクターコールが必要。
- **超音波所見**　胎児発育（推定体重，胎児発育遅延の有無）
　　　　　胎盤所見，絨毛膜下血腫
　　　　　子宮筋腫，卵巣腫瘍の有無
- **採血**　貧血，白血球数，CRP，出血凝固系など
- **検尿**　肉眼的血尿の有無，尿沈渣，尿潜血など

図1　頸管長の測定法

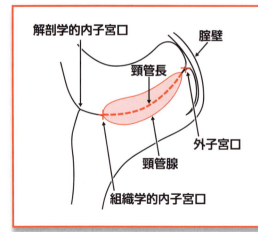

① 組織学的内子宮口から外子宮口までを測定する
② 頸管に沿って複数の直線あるいは曲線でトレースして計測する
③ 内子宮口側は解剖学的内子宮口から組織学的内子宮口までの子宮峡部を，外子宮口側は腟壁を含めないよう注意する

🩸 妊娠中期〜後期に下腹部痛を来す疾患

● 切迫流産・切迫早産

　妊娠中期〜後期に下腹部痛を認める場合，切迫流産・切迫早産による腹部緊満感が原因となっていることが多い。子宮口の開大度，経腟超音波検査による頸管長測定（**図1**），胎児心拍数モニタリングによる子宮収縮の頻度などを総合的に評価し，外来あるいは入院にて子宮収縮抑制剤の投与を行う。**写真1**は頸管長の短縮を認めない症例，**写真2**（P.46）は頸管長の短縮と漏斗状陥入（funneling）を認め入院加療とした症例である。

● 常位胎盤早期剥離

　通常，胎盤は胎児娩出後に子宮壁から剥離し娩出されるが，妊娠中に胎盤が剥離してしまう状態を常位胎盤早期剥離と呼ぶ。症状としては下腹部痛，出血，持続性の子宮収縮，板状硬子宮などを認めるが，重症例では多量出血により播種性血管内凝固症候群を併発し多臓器不全を起こす。また胎盤機能不全から胎児が低酸素状態となり，胎児心拍数モニタリングにて基線細変動の消失，一過性頻脈の

写真1　頸管長の測定：正常例（妊娠29週）

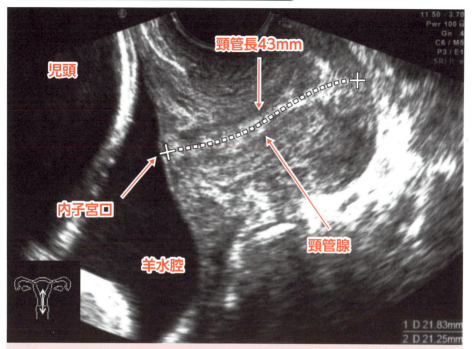

内子宮口付近は子宮腔内に突出して盛り上がる。

消失，遅発一過性徐脈や遷延一過性徐脈などの異常所見が出現し（図2，P.47），胎動が減少し，最終的には胎児死亡に至る。常位胎盤早期剥離は多くの場合，突然の強い下腹部痛，持続性の子宮収縮，板状硬子宮で発症するが，比較的ゆっくり症状が進行し，発症初期は切迫早産と同様の症状を示す場合があり注意を要する。少しでも常位胎盤早期剥離が疑われる場合は，胎児心拍数モニタリングで慎重に胎児の状態を管理する必要がある。なお常位胎盤早期剥離のリスク因子としては妊娠高血圧症候群，常位胎盤早期剥離の既往，胎児発育不全，子宮筋腫合併，母体の外傷などが挙げられる。

　診断において最も重要なことは下腹部痛，出血，持続性の子宮収縮，板状硬子宮，胎動減少などの臨床症状から常位胎盤早期剥離を

写真2　頸管長の短縮と漏斗状陥入 (funneling)（妊娠30週）

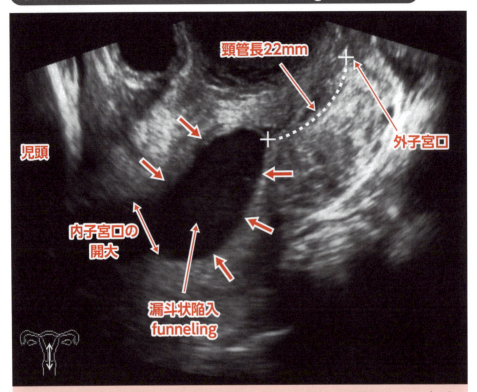

下腹部痛ならびに腹部緊満感を主訴に来院。内診では子宮口は閉鎖しているが、内子宮口の開大と羊水腔の子宮頸管への漏斗状陥入ならびに頸管長の短縮を認める。

疑うことである。早期剥離を疑った場合は、胎児心拍数モニタリングで胎児の状態をチェックしつつ、母体のバイタルサイン、採血による出血凝固系のチェックを行う。超音波検査による胎盤後血腫の診断も重要であるが、胎盤の位置によっては診断が困難な場合もある。胎盤後血腫の超音波画像は血腫形成後の時間経過に伴い、内部エコーが変化してくるといわれている。血腫形成後早期の内部エコーは胎盤と比較して高エコーであり（**写真3**，P.48）、少し時間が経過してくると胎盤と等エコー（**写真4**，P.49）、さらに時間が経過すると胎盤に比較して低エコーとなる（**写真5**，P.50）。

図2　常位胎盤早期剥離（妊娠36週）のCTG所見

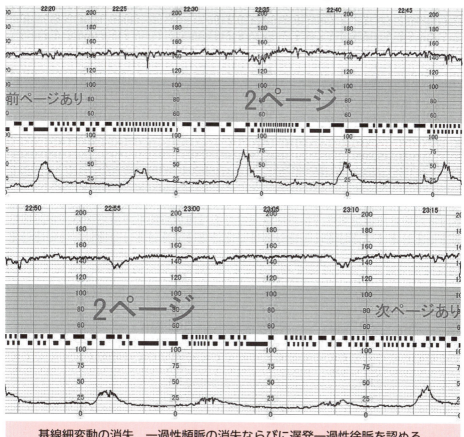

基線細変動の消失，一過性頻脈の消失ならびに遅発一過性徐脈を認める。

臨床症状から常位胎盤早期剥離を疑い，胎児心拍数モニタリングにて心拍異常を認める場合や，超音波検査にて胎盤後血腫を確認できた場合は，可能な限り速やかに児を娩出する必要がある。胎児が生存している場合，速やかに経腟分娩が可能な状態であれば経腟分娩も選択できるが，多くの場合緊急帝王切開を行う。すでに胎児死亡となっている場合は，母体の全身状態を評価した上で分娩方法を決定する。

● **子宮筋腫合併妊娠**

子宮筋腫は大きさや存在部位にもよるが，子宮収縮を誘発し下腹

写真3　常位胎盤早期剥離（妊娠33週）

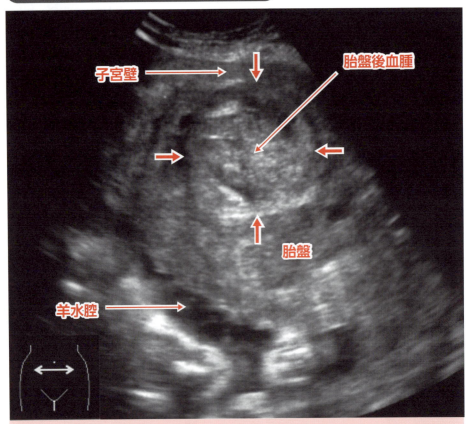

突然の下腹部痛，腹部緊満感増強と多量の性器出血を主訴に来院。胎盤と子宮壁の間に，高エコーと低エコーが混在した占拠病変（胎盤後血腫）を認める。血腫形成後比較的早期と考える。

部痛の原因となる。また妊娠16週から28週にかけて子宮体の急速な増大に伴って，子宮筋腫核の部位に一致して疼痛を認める場合がある。疼痛と子宮収縮の程度により，外来あるいは入院にて子宮収縮抑制剤の投与を行う。

● 卵巣腫瘍茎捻転・破裂

　妊娠中に茎捻転を発症する頻度が高い卵巣腫瘍は皮様嚢胞腫であり，破裂を起こす可能性がある卵巣腫瘍は子宮内膜症性嚢胞（チョ

写真4　常位胎盤早期剥離（妊娠33週）

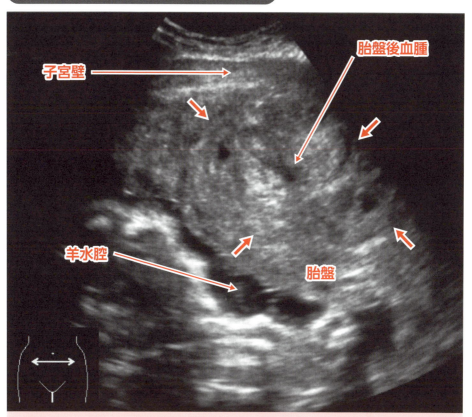

胎盤後血腫と思われる占拠病変を認めるが，胎盤と等エコーであり胎盤との境界が明瞭ではない。血腫形成後少し時間が経過しているものと思われる。

コレート囊胞）である。茎捻転や破裂を起こした場合は緊急手術が必要となる。診断に当たっては妊娠初期に経腟超音波検査にて両側の卵巣に腫瘤形成がないかどうかを確認し，茎捻転・破裂のリスクを評価し認識しておくことが重要である。

　皮様囊胞腫の場合，直径が5 cm以上では茎捻転を発症することが多いとされており，妊娠中期に腹腔鏡下手術にて核出術を施行する方がよいといわれている。逆に直径が5 cm以下であれば多くの場合は経過観察で問題ない（**写真6**，P.51）。

写真5　常位胎盤早期剥離（妊娠37週）

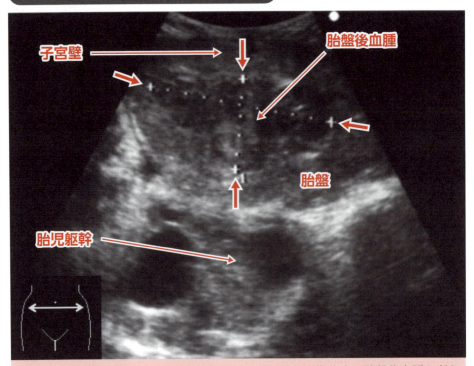

胎盤内に胎盤より低エコーの占拠病変を認める。この占拠病変も胎盤後血腫と考える。血腫形成後かなり時間が経過しているものと思われる。

　子宮内膜症性嚢胞（チョコレート嚢胞）の場合は、特に大きさによる基準はないが、妊娠後期になってもDouglas窩に位置している場合、分娩時に破裂を起こすリスクが高いため、分娩前に経腟的に内容液を穿刺排液するのが望ましいとされている（**写真7，P.52**）。

● **尿路結石**

　尿路にできた結石がある程度大きくなり尿管を閉塞することで発症する。腎臓で作られた尿が腎臓から結石部位までの尿管に鬱滞し、尿管内の圧力が高まり尿管壁の平滑筋が伸展・痙攣することで激痛が発生する。疼痛は数分間持続し、一定間隔で周期的に繰り返すことが多く、灼熱感を伴った絞扼性の激痛であり疝痛（colic pain）と

写真6　左卵巣皮様嚢胞腫（妊娠36週）経腹超音波検査

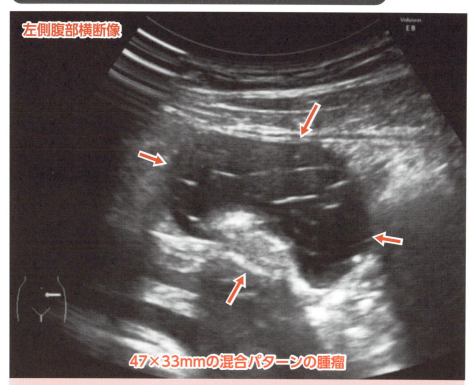

妊娠初期の超音波検査にて左付属器部位に45×35mm径の混合パターンの腫瘤を認め皮様嚢胞腫を疑った。大きさが5cm径以下であり，妊娠中には手術を施行せず，そのまま経過観察とした。分娩時まで疼痛を訴えることなく経過し，正常経腟分娩となった。産後1カ月に腹腔鏡下手術にて核出術を施行した。

呼ばれる。疼痛は尿路に沿って片側の側腹部から下腹部，膀胱部，腰部に認める。妊婦の場合，X線検査やCT検査は施行しづらいため，確定診断は困難な場合が多いが，検尿にて潜血反応陽性（場合により肉眼的血尿），超音波検査にて患側の尿管や腎盂の拡張を確認することで尿路結石を疑うことができる。治療としては鎮痙剤やペンタゾシンなどのオピオイド系の鎮痛剤を投与し，結石の自然排出を目指して十分量の輸液を行う。なお妊娠中は非ステロイド性抗炎症薬（NSAIDs）の使用は原則禁忌である。

写真7　右卵巣チョコレート囊胞（妊娠20週）経腟超音波検査矢状断

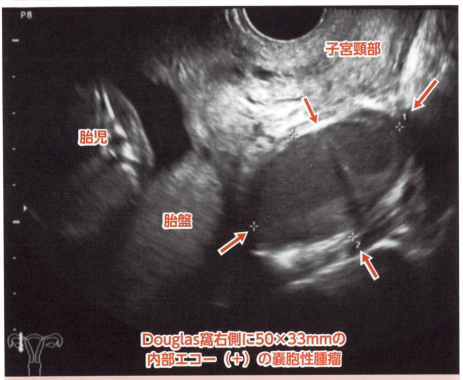

妊娠初期の超音波検査にて右付属器部位に64×51mm径の内部エコー（＋）の囊胞性腫瘤を認め卵巣チョコレート囊胞を疑った。妊娠20週の経腟超音波検査では，囊胞はDouglas窩に位置しており，分娩時に破裂のリスクがあるため，分娩前に経腟的に穿刺排液予定である。

● **便秘，胃腸炎，虫垂炎，膀胱炎**

　下腹部痛を来す疾患は産婦人科疾患だけではなく，消化器疾患や泌尿器科疾患もあることを忘れてはいけない。

（正岡　博）

上腹部痛 のドクターコール

📵 ダメなドクターコール

❶当院で妊婦健診中の妊娠35週の方ですが，胃の痛みが強いとのことで投薬を希望されています．受診していただこうと思うのですが，胃薬を処方していただけますか．

❷妊娠高血圧症候群で入院加療中の妊娠33週の方ですが，先ほどから胃の付近が強く痛み，我慢できないとのことです．鎮痛剤投与の指示をいただけますか．

なぜこれがダメなの？

❶の場合 胃が痛いという訴えに対して，胃の調子が悪いと思い込むことはよくありません．妊婦の場合はHELLP症候群による上腹部痛にも注意する必要があります．また上腹部痛を訴える疾患には胃炎や胃潰瘍など胃の疾患だけではなく，十二指腸潰瘍・腸閉塞・虫垂炎・胆嚢炎・胆石症・膵炎など多くの疾患があり，妊娠中にこれらの疾患を合併することも少なくありません．最終的には腹部触診による圧痛部位，腹部聴診による腸蠕動の亢進，超音波検査による胆石の有無，採血による肝機能障害・血小板減少・炎症所見の有無などをチェックすることにより診断することが必要です．

❷の場合 ❶と同様に痛みの原因が胃にあると決めつけてはいけません．特に❷の場合は妊娠高血圧症候群で入院加療中ですから，HELLP症候群の発症に十分注意しなければなりません．HELLP症候群は妊娠高血圧症候群に併発して発症することが多く，急激な血圧上昇，尿蛋白陽性と同時に上腹部痛を訴えます．血液検査にて血小板減少，肝機能障害などを認めることで診断されます．HELLP症候

群であれば妊娠高血圧症候群の増悪と考え，帝王切開などで早急に分娩を終了させる必要があります。

　妊娠中期から後期の妊婦が強い胃の痛みを訴えた場合は，まず血圧などのバイタルサインをチェックした上で，妊娠高血圧症候群の徴候の有無を医師に報告し，検血・検尿・肝機能検査などの指示を受け，医師に診察を依頼する方がよいでしょう。

📱よいドクターコール

❶当院で妊婦健診中の妊娠35週の方ですが，胃の痛みが強いとのことで受診を希望されています。現在まで，妊婦健診では妊娠高血圧症候群の兆候は認めてないようですが，来院後にバイタルサインをチェックした上で再度報告いたしますので診察よろしくお願いいたします。また，指示をいただければ検尿・検血・肝機能検査なども提出しておきますが。

❷妊娠高血圧症候群で入院加療中の妊娠33週の方ですが，先ほどから胃の付近が強く痛み，我慢できないとのことです。血圧は160／100mmHgと上昇しており，検尿で尿蛋白（＋＋＋）です。一度診察をお願いします。また，指示をいただければ検血・肝機能検査なども提出しておきますが。

❶の場合　現在まで妊娠高血圧症候群の徴候がないことから，上腹部痛の原因としてHELLP症候群の可能性はあまり高くありませんが，念のために血圧などバイタルサインをチェックした上で，検尿・検血・肝機能検査などの検査の指示を受け，医師に診察を依頼するのがよいでしょう。

❷の場合 妊娠高血圧症候群入院加療中に尿蛋白（＋＋＋）で血圧の上昇も認め，上腹部痛を訴えており，HELLP症候群が強く疑われます。医師に検血・肝機能検査などの指示を仰ぎ，早急に診察を依頼する必要があります。

☑確認項目と報告内容

自覚症状　上腹部痛の程度
　　　　　　上腹部痛の部位（心窩部・季肋部）
　　　　　　上腹部痛の出現時期・種類（周期性，持続性）
　　　　　　嘔気・嘔吐・便秘・下痢など消化器症状の有無

妊娠高血圧症候群合併の有無　妊娠高血圧症候群合併症例で上腹部痛を認める場合→HELLP症候群に注意

母体のバイタルサイン　血圧の急激な上昇とともに上腹部痛を認める場合→HELLP症候群に注意

検尿一般　尿蛋白増量とともに上腹部痛を認める場合→HELLP症候群に注意

採血　検血一般（貧血，白血球数，血小板数），肝機能検査，CRP

🔥 妊娠中期～後期に上腹部痛を来す疾患

● HELLP症候群

　HELLP症候群とは溶血（**H**emolysis），肝機能異常（**E**levated **L**iver Enzyme），血小板減少（**L**ow **P**latelet Count）の頭文字を取って名づけられた症候群である．妊娠高血圧症候群との関連性が高く類似した疾患と考えられており，多くの場合，妊娠高血圧症候群を先行

して発症している．現時点でわが国には厳密な診断基準はないが，アメリカの基準LDH 600IU/L以上，GOT 70IU/L以上，血小板数10万/μL以下を参考値として診断している．

　HELLP症候群では臨床症状として上腹部痛，上腹部違和感，胃部痛などの消化器症状を訴えることが多く，血圧上昇，尿蛋白陽性に加えて胃部痛を認める場合はHELLP症候群を疑い，採血にて肝機能障害や血小板減少が起こっていないか確認する．なおHELLP症候群は妊娠高血圧症候群の重症型の一つとされており，採血にて診断基準を満たす場合は，このまま妊娠を継続することは危険であり，早急に妊娠の中断すなわち帝王切開などにて児を娩出する必要がある．

●消化器疾患

　妊婦で上腹部痛を訴える場合，胃炎の頻度が最も高いと思われるが，胃潰瘍，十二指腸潰瘍，腸閉塞，虫垂炎，胆嚢炎，胆石症，膵炎など種々の消化器疾患の合併も否定できない．いずれの疾患も緊急処置を要する場合があるが，特に腸閉塞，胆石症，膵炎は重症化することがあり，速やかな対応が必要である．

〔正岡　博〕

胎動減少 のドクターコール

📵 ダメなドクターコール

❶当院かかりつけの方から電話で連絡があって，赤ちゃんの動きが弱い気がするといわれています。来院してもらってよろしいですか。
❷妊娠38週の方から，胎動が急に減ったと電話がありました。後期なので，様子を見てもらってよいですか。

なぜこれがダメなの？

❶，❷とも情報が少なすぎて，胎動減少の状況や原因がはっきりしません。

❶の場合 現在の週数が不明で，まだ胎動を安定して感じられない時期なのか，胎動が比較的安定して感じられる時期なのか分かりません。具体的にどの程度胎動が弱いのか評価することは難しいですが，急に弱くなったり回数が減ったりしていないか，本人の自覚の変化も重要です。また，胎児発育不全などの基礎疾患があるかどうか，不安が強いかどうかの情報も大切でしょう。

❷の場合 確かに妊娠後期には胎動の自覚が減る傾向がありますが，常位胎盤早期剝離など緊急性のある疾患の可能性もあり，慎重に対応する必要があります。程度にもよりますが，胎動が急に減少し，出血やおなかの張りなどその他の症状もある場合には来院してもらい，NSTなどを行う方がよいでしょう。

📱 よいドクターコール

❶ 妊娠24週の方から、いつもより赤ちゃんの動きが弱い気がするとの電話がありました。胎動の回数が減っているわけではなく、おなかの張りや出血はなく、胎児発育も良好な方ですが、かなり心配されている様子です。診察に来ていただいた方がよいでしょうか。

❷ 妊娠38週の方から、胎動が急に減ったとの電話がありました。胎児発育は良好で、前の妊婦健診で異常はありませんでしたが、少量の出血があっておなかも少し痛いそうです。これから来院していただいてもよろしいでしょうか。

❶の場合　週数が早く、胎動を感じることが不安定な時期であり、問題のない可能性も高いですが、不安が強ければ受診を勧める方がよいかもしれません。

❷の場合　急に胎動が減少し、出血は軽度ですが腹痛もあるため、常位胎盤早期剥離の可能性もあるかもしれません。妊娠後期には胎動減少を感じることが多く判断が難しいところですが、常位胎盤早期剥離では胎動減少・消失が腹痛や出血に先行して起こったり、同時に起こったりする例が報告されており、特に腹痛や出血を伴う例では診察を行う方がよいでしょう。

　いずれにしても、ほとんどの胎動減少の訴えは実際には問題ありませんが、胎児死亡に先立って胎動減少・消失が起こった症例や、常位胎盤早期剥離の最初の症状が胎動減少・消失であった症例も報告されているため、慎重な対応が望まれます。

☑ 確認項目と報告内容

- **妊娠週数**
- **胎動の状況** 急に減少・消失しているかどうか
- **腹痛・出血の有無**
- **基礎疾患** 胎児発育不全などがあるかどうか
- **不安の程度**

🔴 妊娠中期・後期に胎動減少を来す疾患

● 胎児発育不全

　超音波検査による胎児推定体重が，胎児体重基準値の－1.5SDを下回る状態のことである。原因としては，染色体異常・先天感染などの胎児因子や，臍帯卵膜付着などの胎児付属物因子，妊娠高血圧症候群などの母体因子があるが，病的原因のない正常な胎児（normal small）もある。原因にもよるが，胎児機能不全に陥るリスクがあるため，NSTなどによる胎児well-beingの評価を行い，慎重に管理を行う。

● 常位胎盤早期剥離

　詳細は，「第2章妊娠中期・後期─出血」（P.37）を参照。

● 生理的胎動減少

　妊娠週数とともに胎動回数は減少する。一般に，分娩が近づくと胎児の動きが制限され胎動が減り，「胎動減少はお産が近い証拠」ともいわれている。しかし，異常な胎動減少を生理的な胎動減少と勘違いしてしまう可能性もあり，胎動減少が急激であったり長い時間胎動を感じない場合は，異常な胎動減少を想定した慎重な対応が望まれる。

（舛本明生）

発熱のドクターコール

📵 ダメなドクターコール

❶35週のかかりつけの妊婦さんから電話で連絡があって，38.3℃の熱があるのでみてほしいとのことです。診察していただけますか。

❷当院で妊婦健診中の36週の方から，熱があるので風邪薬を飲んでいいか電話がありました。飲んでもらってよいですか。

なぜこれがダメなの？

❶の場合 熱があるだけでは，産科的な疾患かどうか判断できません。高度な発熱と咳・鼻汁などでインフルエンザが強く疑われる場合は，病院の規模や施設の状況によっては院内感染予防の観点などから，内科へかかってもらう方がよい場合もあるかもしれません。また，おなかの痛みや張りを伴う場合は，子宮内感染の有無を確認するなど産科的な診察も必要でしょう。発熱の訴えがある場合は，ほかにどのような症状があるかという情報が重要です。

❷の場合 発熱以外の症状の情報がなく，風邪かどうかはっきりしません。発熱から風邪と自己判断されたものの別の疾患であることもあるため，咳や鼻汁などの発熱以外の風邪症状があるかどうかの情報は最低限必要です。

📱 よいドクターコール

❶35週のかかりつけの妊婦さんから電話で連絡があって，熱っぽいので熱を測ると38.3℃だったそうです。<u>咳や鼻水はなく，おなかが少し張る</u>そうです。これから来院していただいてもよろし

いでしょうか。

❷当院で妊婦健診中の36週の方から，熱があるので風邪薬を飲んでいいか電話がありました。しかし，お話をうかがうと<u>38.5℃の熱はあるものの咳や鼻水はなく，腰が痛い</u>そうです。これから来院していただいた方がよろしいでしょうか。

 ❶の場合 　発熱の原因検索が必要と思われます。まれですが破水などの誘因がない状態で，子宮内感染が起こることがあります。熱の原因がはっきりせず，おなかの張りの自覚がある場合は，熱の原因の検索とともに胎児心拍数モニタリングを行う方がよいかもしれません。

 ❷の場合 　風邪と自己判断していますが，ほかに症状がなく風邪ではない可能性があります。実際に，風邪と自己判断していた方が腎盂腎炎など別の疾患であったということを，筆者は何回か経験しています。発熱以外の風邪症状がはっきりしない場合は，風邪以外の疾患も念頭において対応する必要があります。

☑ 確認項目と報告内容

🏷**発熱の程度**

🏷**発熱以外の自覚症状**　咳や鼻汁などの感冒症状の有無，おなかの痛みや張りの有無，腰痛の有無，発疹の有無など

🏷**周囲の状況**　家族にインフルエンザに罹患している方がいるかなど

🏷**虫垂炎の既往**

🏷**基礎疾患**　膠原病など発熱の原因となり得る疾患の有無

🩸 妊娠中期・後期に発熱を来す疾患
● 子宮内感染
　腟や子宮頸管の病原体が子宮内へと上行し，子宮内へ感染が及ぶ上行感染と，母体感染した病原体が胎盤を通過し子宮内に感染が及ぶ経胎盤感染があるが，多くの場合は上行感染と考えられている。胎児への感染の直接の影響だけでなく，炎症性サイトカインが胎児へ波及し，全身性の炎症反応を引き起こす胎児炎症反応症候群（Fetal inflammatory response syndrome：FIRS）も，脳性麻痺などの重篤な後遺症を来すと考えられている。子宮内感染の診断は容易ではないが，疑われる場合は胎児心拍数モニタリングなどにより慎重に胎児の評価を行い，場合により早期娩出を検討する。

● 腎盂腎炎
　妊娠中は，増大した子宮の尿路圧迫などから尿のうっ滞が起こるため，上行性感染による腎盂腎炎が起こりやすくなる。腎盂腎炎は母体への影響だけでなく，子宮収縮を引き起こして切迫早産の原因となることがある。治療としては，抗菌薬投与を行う。

● かぜ症候群
　発熱のほかに，自覚症状として頭痛，全身倦怠感，鼻汁，咽頭痛，咳，痰などがある。治療としては安静，水分・栄養補給が基本だが，対症療法として薬物療法を行うこともある。

● 急性虫垂炎

妊娠中は，子宮の増大により虫垂が上方へ移動したり腹壁から離れたりするため，圧痛点が移動して圧痛がはっきりせず診断がしにくくなる。しかし，虫垂炎が重症化すると流産・早産が起こりやすくなるため，積極的な診断・手術が望ましい。

● インフルエンザ

妊娠中のインフルエンザは重症化しやすいため，産婦人科診療ガイドライン産科編2014では，「感染妊婦・授乳婦人への抗インフルエンザウイルス薬投与は利益が不利益を上回る」「インフルエンザ患者と濃厚接触した妊婦・授乳婦人への抗インフルエンザウイルス薬予防投与は利益が不利益を上回る可能性がある」とされている。インフルエンザが疑われる高度な発熱，全身倦怠感，鼻汁，咽頭痛，咳，痰があれば，インフルエンザの検査を行い，インフルエンザであれば抗インフルエンザ薬を使用することが望ましいと思われる。

● 内科的疾患

膠原病や肺炎など，内科的な疾患が発熱の原因となる場合がある。原因のはっきりしない発熱では，場合により専門医へ紹介することも大切である。

（舛本明生）

破水感 のドクターコール

📵 ダメなドクターコール

❶かかりつけの妊婦さんから電話で連絡があって，破水した感じがあるようです。診察していただけますか。

❷妊娠30週の方から電話があり，先ほどから水っぽいおりものがあるとのことです。量が少ないとのことですので，様子をみてもらってよいですか。

なぜこれがダメなの？

❶の場合 破水の疑いがあれば確かに診察は必要と思われますが，多くの重要な情報が不足しています。緊急性があるかどうかを判断するためにも，水様性帯下の性状や程度，現在が何週くらいか，おなかの張りを伴っているかなどの情報が必要です。また切迫早産兆候の有無など，これまでの妊婦健診の状況に関する情報も重要です。

❷の場合 水っぽいおりものの量が少なくても破水の可能性があり，破水であれば早産や子宮内感染のリスクがあるため，量が少ないというだけで安易に経過観察とすることは危険です。❶と同様に，水様性帯下の性状やおなかの張りを伴っているかといった症状についての情報や，これまでの妊婦健診の状況に関する情報が必要です。

📱 よいドクターコール

❶妊娠26週のかかりつけの初産婦さんから，破水した感じがあるとの電話がありました。急に水のようなものが腟の方から下着が濡れるほどたくさん出てきて，そのあとも続いているそうです。

おなかは少し張っているとのことです。1週間前の妊婦健診では子宮頸管長が40mmで，特に異常はありませんでした。これから来院していただいてもよろしいでしょうか。

❷妊娠30週の方から電話があり，先ほどから水っぽいおりものがあるとのことです。いつものおりものより水っぽい感じがするものの，続けて出てくるわけではなく，おなかの張りは感じないそうです。2日前の妊婦健診では子宮頸管長が35mmで，特に異常はありませんでした。1回経産の方ですが，前回切迫早産で入院治療され，38週で経腟分娩されています。心配もあり受診を希望されていますが，診察に来ていただいた方がよいでしょうか。

❶の場合 これまでの妊婦健診で異常はないものの，液体の性状のものが続けて出てきているとのことで破水が強く疑われます。週数も早く，速やかな受診が勧められます。

❷の場合 「水っぽいおりもの」が液体の性状ではないようであり，おなかの張りもなく，破水ではない可能性も高いですが，切迫早産の既往があり不安も強いため，受診を勧める方がよいかもしれません。

☑ 確認項目と報告内容

🏷 **自覚症状** 水様性帯下の性状や程度，腹部緊満感の有無と程度

🏷 **妊娠週数**

🏷 **これまでの妊婦健診の状況** 切迫早産症状の有無，子宮頸管長短縮の有無，子宮収縮抑制剤の有無

🏷 **妊娠分娩歴** 切迫早産や早産の既往があるかどうか

🩸 妊娠中期・後期に破水感を来す疾患

● 前期破水

陣痛発来前に卵膜が破れ，羊水が流出することを前期破水（PROM）という。36週以下での前期破水はpreterm PROMと呼ばれ，特に早い週数でのpreterm PROMは，早産や子宮内感染により児へ重篤な障害をもたらす可能性が高く，非常に注意が必要である。子宮内と腟が直結しているため指診では感染のリスクがあり，診断は腟鏡診を中心に行い，指診は最小限にとどめる。治療は抗菌薬投与を行い，感染兆候に注意しつつ待機あるいは早期の分娩を考慮するが，いずれにしても早い週数では低出生体重児収容可能施設での管理が望ましい。

● 尿失禁

大きくなった子宮や児頭が膀胱を圧迫したり，骨盤底筋群が弛緩することにより，妊娠中は尿漏れ（尿失禁）が起こりやすい。時に自覚症状では破水との区別が困難な場合があり，破水との鑑別のため診察を要することがある。

● 帯下

帯下の性状によっては「水っぽいおりもの」として妊婦に自覚され，破水との鑑別のため診察を要することがある。また，腟坐薬を使用したのちの帯下増量が「水っぽいおりもの」として妊婦に自覚されることもあるため，水様性帯下の訴えがある場合は，腟坐薬の使用の有無を確認する。

（舛本明生）

第3章 分娩期

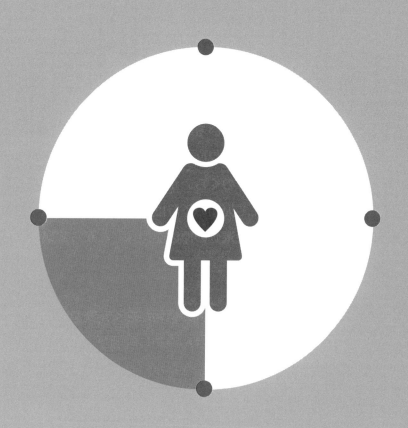

遷延分娩のドクターコール

📵 ダメなドクターコール

❶陣痛発来で入院中の初産婦の方ですが，半日経過しても分娩になりません。どうしましょうか。
❷子宮口開大5cmから2時間進行がありません。母体疲労が限界です。指示をお願いします。

なぜこれがダメなの？

　これらの報告から分娩が停滞していることは想像できますが，緊急性や原因を疑う情報に乏しい報告となっています。
　破水しているのか，破水しているのならどのくらい時間が経過しているのか，陣痛の強さはどの程度か，胎児心拍数モニターの所見はどうか，児の推定体重はどのくらいか，内診を行っているのであれば子宮口開大所見に加えて児頭の下降度，回旋の方向などの情報も報告できれば，医師は分娩遷延の原因を想像しながら診察に対応できると思われます。

❶の場合　遷延分娩であること以外の情報がなく，緊急性が高い状態なのかどうか医師が把握できません。もし医師が，ほかの業務で多忙である時などは，単に経過観察を指示されるかもしれません。
❷の場合　子宮口開大の状況から分娩進行期であることは想像できますが，陣痛の強度や児頭の下降度などの情報がありません。母体疲労が強い所見がある場合は，脱水の場合や過強陣痛のこともあり，そのあたりの評価も必要でしょう。

よいドクターコール

❶ 陣痛発来で入院中の初産婦の方で，破水して12時間経過していますが陣痛間隔は6分ごとです。胎児心拍数モニターは問題なさそうですが，体温が38.1℃まで上昇しています。一度診察して評価していただけますか。

❷ 子宮口開大5cmのまま2時間停滞している妊婦さんがいます。陣痛は2〜3分間隔で比較的強い陣痛です。児の推定体重は3,700gで，内診してみると児頭はst−2です。また，児の小泉門が7時方向に触れるように感じました。バイタルは異常ありませんが母体にもかなり疲労感があり，大量の汗をかいています。診察をお願いできますか。

❶の場合 まずは微弱陣痛による分娩遷延が疑われます。また破水後時間経過し，母体発熱もみられるため，子宮内感染にも注意しなければなりません。医師は児頭骨盤不均衡の可能性が除外されれば，陣痛強化をしよう，と思いながら診察に向かうでしょう。

❷の場合 有効陣痛発来しているが，子宮口開大と児頭下降不良の所見があります。また児も大きく，後方後頭位で分娩進行している可能性があると思われます。母体は分娩による消耗で脱水を来しているかもしれませんので，十分な補液が必要でしょう。医師は内診後，児頭骨盤不均衡の可能性がないかをまず考え，帝王切開になる可能性を十分考えるでしょう。

☑ 確認項目と報告内容

🏷バイタルサイン 血圧，脈拍数，体温

- 🏷️**破水の有無** 破水しているなら破水してからの時間経過，羊水混濁の有無
- 🏷️**胎児心拍数モニター所見**
- 🏷️**陣痛間隔，強度**
- 🏷️**内診所見** 子宮口開大度，児頭下降度，児頭の回旋
- 🏷️**カルテに記載されている児の推定体重 母体年齢，身長，肥満の度合い**

💬 遷延分娩とは

　陣痛開始から分娩終了まで初産婦は通常12〜15時間，経産婦は6〜7時間といわれており，初産婦では30時間以上，経産婦では15時間以上経過しても分娩に至らない状態を遷延分娩という。ただし，子宮口4cm以上開大しているが2時間以上子宮口開大が進行しない場合や，子宮口全開大後2時間経過しても分娩に至らない場合も臨床的に遷延分娩と考えてよい。

〈遷延分娩の原因と対策〉

● 微弱陣痛

　陣痛強化（詳細は，「第3章分娩期―微弱陣痛」〈P.74〉を参照）

● 過強陣痛

　陣痛間隔が1分以内，もしくは陣痛持続時間が2分以上持続する場合を過強陣痛と考える。

　陣痛強化を施行している場合は，減量もしくは中止する。改善がみられず，分娩進行も停滞する場合は帝王切開を行う。過強陣痛では，子宮破裂に注意が必要である。子宮破裂になった場合，突如胎児徐脈が出現し，母体ショック症状，強い腹痛，陣痛の急激な微弱化あるいは消失，内診で児頭が上に戻ってしまうなどの症状が出現するため，超緊急帝王切開を行わなければ母体，児両者とも救命できない。

● 児頭骨盤不均衡，軟産道強靭

　狭骨盤（母体低身長がハイリスク），巨大児などで児が産道を通過することが物理的に不可能であると考えられる状態。有効陣痛が発来しているにもかかわらず，児頭の下降が不良の際に疑われる。診断は骨盤X線撮影による骨盤計測により行われ，児頭骨盤不均衡が疑われる状態での陣痛強化は禁忌である。そのため，医師の口頭指示のみによる陣痛強化開始は控えなければならない。児頭骨盤不均衡と診断した場合は，帝王切開に方針変更する。

　子宮口全開大後，児頭下降も十分であるにもかかわらず分娩進行不良の場合，軟産道強靭を疑う。診断は内診により，産道の伸展不良であることを確認する。有効陣痛があり，胎児心拍数モニターや母体の全身状態に問題がなければ，時間をかけて産道や会陰の伸展を待つこともある。児頭がst＋2程度まで下降していれば，吸引分娩や鉗子分娩を考慮することもある。

● 児頭回旋異常

　児頭回旋の異常により児頭の産道通過面積が大きくなってしまい，分娩が遷延することがある。回旋異常で多いのは後方後頭位である。後方後頭位であった場合，体位変換で前方後頭位になることもある。児頭が十分下降していれば，吸引分娩を行うこともある。

　また，前方前頭位や額位，顔位のこともあり，特に顔位で経腟分娩を強行すると，胎児機能不全や産道裂傷や顔面うっ血などの障害が出現する頻度が高くなるため，帝王切開での出産を行う。内診で骨縫合の方向，先進部を確認し，通常の児頭とは明らかに異なるものを触れる（児の目や鼻を内診指で触れることがある）時は，速やかに医師に報告する必要がある。

（沖本直輝）

微弱陣痛のドクターコール

📵 ダメなドクターコール

❶（夜11時頃コール）昼の3時頃から陣痛が弱くなっていて，分娩が進んでいない初産婦がいます．7cm開大しています．本人がもう限界だから帝王切開してください，といっています．来てください．

❷さっきから陣痛が弱くなっていて，診察してほしいのですが．胎児心拍数モニターがうまくとれなくて，母体心拍数だと思うのですが．

なぜこれがダメなの？

❶の場合 アセスメントが遅すぎる報告です．微弱陣痛の際は陣痛強化を考慮しますが，病院の規模によっては，夜間から陣痛強化を行うことはリスクマネジメントの観点から避けるべきでしょう．また，母体も分娩進行遅延していることで体力的にも精神的にも消耗してしまっており，コールがあった時点では経腟分娩できる可能性は低いと考えられます．もう少し早く介入ができていれば，帝王切開を回避できた可能性があると思われます．

❷の場合 報告者は通常の微弱陣痛とは雰囲気が異なると感じているようですが，自信がないため急いで診察を依頼できていません．この報告では，医師によっては経過観察を指示されるかもしれません．これは筆者が実際に経験した症例で，子宮破裂でした．胎児心拍数モニターは，母体心拍ではなく胎児徐脈をとらえていました．この症例は超緊急帝王切開を行って，幸い母児とも無事でした．

📱 よいドクターコール

❶（夕方4時頃コール）現在7cm開大していますが，陣痛が5〜6分ごとの初産婦がいます。徐々に陣痛間隔が延びてきて，2時間ほど停滞していますが，胎児心拍数モニターでは児の心拍数は問題ないと思われます。これから準夜帯に入るので，一度評価をお願いできますか。

❷先ほどから急に微弱陣痛になっている妊婦がいます。母体も不穏で，胎児心拍数モニターもうまくとらえられません。すぐに来てください。バイタルは今からすぐに計測します。

❶の場合 この報告であれば，微弱陣痛になってきている状況が分かりやすく，これから経過観察しても分娩進行停止の可能性が高いことが予想されます。時間帯のこともあり，医師は陣痛強化などの介入を行うのであれば早い方がよいと判断するかもしれません。

❷の場合 この報告だけでは子宮破裂とは断定できませんが，手短にはっきり診察を依頼することで，医師には緊迫した状況であることが伝わります。突然の胎児徐脈化は，子宮破裂のほかに常位胎盤早期剥離や羊水塞栓症など，超緊急で処置が必要な疾患が多いため，詳しく評価する以前に，素早く医師やほかの医療スタッフを招集する必要があります。

☑ 確認項目と報告内容

🏷 陣痛間隔および発作時間
🏷 胎児心拍数モニター所見

- 🏷️**内診所見** 子宮口開大,児頭下降度,児頭の回旋
- 🏷️**破水の有無,羊水混濁の有無**
- 🏷️**母体全身状態** 血圧,脈拍数,体温,意識状態など

💬 微弱陣痛とは

陣痛の強度の定義は,臨床的にはおおよそ下記のような陣痛周期,持続時間を目安とする。

陣痛周期

子宮口	4〜6cm	7〜8cm	9〜10cm	第2期
平均	3分	2分30秒	2分	2分
過強	1分30秒以内	1分以内	1分以内	1分以内
微弱	6分30秒以上	6分以上	4分以上	初産 4分以上 経産 3分30秒以上

日本産婦人科学会編:産科婦人科用語集・用語解説集(改訂第2版),金原出版,2008.

陣痛持続時間

子宮口	4〜8cm	9cm〜第2期
平均	70秒	60秒
過強	2分以上	1分30秒以上
微弱	40秒以内	30秒以内

日本産婦人科学会編:産科婦人科用語集・用語解説集(改訂第2版),金原出版,2008.

微弱陣痛は,陣痛発来時から陣痛の弱い原発性微弱陣痛と,分娩進行中に陣痛が弱くなる続発性微弱陣痛に分けられる。

原発性微弱陣痛の原因としては,次のことが考えられる。

- 子宮筋腫，子宮奇形などの子宮の器質的異常
- 羊水過多症，多胎妊娠などの子宮の過伸展
- 胎位異常，高年妊娠や肥満，母体不安状態　など

続発性微弱陣痛の原因としては，次のことが考えられる。
- 狭骨盤，軟産道強靭，不正軸陥入などの分娩進行阻害因子
- 巨大児，胎児異常などの胎児因子
- 母体疲労，母体不安　など

　微弱陣痛による分娩進行停滞が考えられる場合，まずは母体の全身状態および胎児機能不全でないことを確認する。続いて内診や，必要によっては骨盤X線撮影で児頭骨盤不均衡の可能性を除外した後に陣痛強化を考慮する。
　施行前には必ず，患者にインフォームドコンセントをとっておく必要がある（陣痛強化の詳細な方法は，「産婦人科診療ガイドライン産科編2014」を参考に行う）。
　微弱陣痛の際，人工破膜を考慮する場合があるが，臍帯脱出のリスクもあるため，施行の際は児頭が骨盤に十分固定された後に行う。また，破膜後急激に胎児心拍の低下がみられる場合もあるため，人工破膜の施行は慎重に行うべきである。
　母体の精神的不安から微弱陣痛ならびに分娩遷延を来すことも多いため，適宜看護職あるいは医師が妊婦のそばに寄り添い，リラックスして出産できるように介助することも重要である。

引用・参考文献
1）日本産科婦人科学会編：産科婦人科用語集・用語解説集（改訂第2版），金原出版，2008.

（沖本直輝）

胎児心拍数モニター異常 のドクターコール

📵 ダメなドクターコール

❶赤ちゃんの心音が下がっています。念のためにみてください。

❷（夜間帯に）子宮口９cm開大の初産婦ですが，先ほどまで胎児頻脈と時折心音が下がる程度でしたが，ついさっきから心音が低下して回復しません。来てください。

なぜこれがダメなの？

❶の場合 モニターの状況が分からないので，緊急性があるかどうか医師には分かりません。また，念のためと付け加えているため，おそらく問題ないのだろうと医師は思うかもしれません。電話口の医師から，所見についての質問が必ずあると思います。この報告では，よほどの所見がない限り，医師は診察に来ないと思われます。

❷の場合 胎児機能不全であるとすぐに分かるのですが，連絡するのが遅いため超緊急帝王切開が必要な状態になってしまっています。夜間帯に医師に連絡することをためらってしまった例です。ちなみにこの初産婦は，常位胎盤早期剥離を起こしていました。

📱 よいドクターコール

❶子宮口４cm開大の初産婦さんについてです。基線細変動（バリアビリティ）は問題ないと思うのですが，陣痛の時に一過性に下がる心拍のピークが少しずつ遅れてきているのが気になります。

先生にもみていただきたいのですが。

❷子宮口8cm開大の初産婦さんについてですが，陣痛がかなり強くて痛がっています．モニターでは180/分くらいの胎児頻脈になっていて，<u>バリアビリティもはっきりしません．何か普通の経過とは違う印象があります．診察に来ていただけますか．</u>

❶の場合 早発一過性徐脈から遅発一過性徐脈，あるいは変動一過性徐脈に移行している可能性を疑います．胎児機能不全に十分注意するべき状態であると考えられます．

❷の場合 明らかな診断はつきませんが，「何か普通の経過とは違う印象」という現場の感じる不安は，得てして正しいものです．ただ，漠然とおかしいというだけでは現場外の医師には伝わりにくいので，それに付け加えて所見を述べると説得力が出てきます．

☑確認項目と報告内容

- 内診所見と陣痛強度
- 破水の有無，羊水混濁の有無
- バイタルサイン　母体体温，血圧など
- 胎児心拍数モニター所見　基線細変動，胎児心拍数基線，一過性頻脈の有無，一過性徐脈の有無

💬 胎児心拍数モニター

　胎児心拍数モニター検査（CTG）は，産科臨床において現在必要不可欠なものとなっている．この検査の本質は，①心拍数基線（FHR baseline）と基線細変動（baseline variability）が正常で，②一過性頻脈（acceleration）があり，かつ③一過性徐脈（deceleration）

がみられない時，児の状態は健康であるとほぼ断言できるという点である。

一方，上記の所見のいずれかを満たさない時は，児の状態が障害されているかどうかが分からないという問題点がある。

日本産科婦人科学会周産期委員会の提唱する胎児心拍数波形レベルのレベル3以上を「胎児機能不全」と考えると，全分娩の約30％が胎児機能不全となるといわれている。その中の約10％が臍帯血pH7.1以下，約1％がpH7.0以下で，脳性麻痺に至るのはわずか0.1％であるといわれている。現在の産科医療では胎児の状態を正確に判定する方法がないため，脳性麻痺の児を少しでも減らすために，多くの胎児機能不全の診断をしているということになる。

しかしながら，脳性麻痺に至る可能性がある児を救うためには，胎児心拍数モニターで胎児機能不全を正しく診断することが最低限必要である。

胎児心拍数モニターを判読する際，一過性徐脈が分かりやすいため目がいきやすいが，胎児低酸素状態を最も反映する所見は基線細変動である。続いて心拍数基線で，最後に一過性徐脈である。したがって，**所見を判読する順番は，基線細変動→心拍数基線→一過性徐脈**と心がけるのがよい。

● 基線細変動

基線細変動の所見は，**図1**のとおりである。基線細変動低下は胎児の代謝性アシドーシスを示唆する所見であり，この所見に加えて**一過性徐脈があれば胎児機能不全と診断される**。また，細変動減少は児の睡眠中にもみられる所見であるが，**児の睡眠中に基線細変動が消失することはない**。

また，細変動が増加する場合もあり，この所見は見落とされがち

図1 基線細変動の定義

分類	シェーマ
1. 細変動消失（undetectable）肉眼的に認められない	FHR / UC
2. 細変動減少（minimal）5bpm以下	FHR / UC
3. 細変動中等度（moderate）6〜25bpm	FHR / UC
4. 細変動増加（marked）26bpm以上	FHR / UC

であるが，**胎児急性低酸素状態を示唆する**。持続すると細変動が減少してくる。また，**常位胎盤早期剥離の発症早期に出現することもあり**，細変動増加の所見は注意を要する。

● **心拍数基線**

　心拍数基線の正常値は110〜160bpmであり，160bpm以上を頻脈とする。頻脈の原因は，塩酸リトドリン投与中であったりすることもあるが，胎児にストレスがかかったあとに出現したり，**母体発熱によるものが知られている**。特に母体発熱は子宮内感染を疑う所見でもあり，**長期破水や分娩停滞している状況ではより注意が必要**である。

　110bpm以下を徐脈と判定するが，80〜110bpmを軽度徐脈，80bpm以下を高度徐脈と定義する。**胎児は80bpm以下になると有効な循環を保てなくなるため早急に医師に報告し，分娩の対策を考えなくてはならない**。

● 胎児心拍数一過性変動

胎児心拍数変動は，**表1**のように分類される。

(1) 一過性頻脈（acceleration）

開始からピークまで30秒未満，頂点までが15bpm以上，元に戻るまでの持続が15秒以上2分未満のもの（**図2**）。

胎児の生理学的反応で正常であることを意味する。

胎動，子宮収縮時，また内診刺激時などに出現する。

表1 胎児心拍数一過性変動

(1) 一過性頻脈（acceleration）
(2) 一過性徐脈（deceleration）
　(ⅰ) 早発一過性徐脈（early deceleration）
　(ⅱ) 変動一過性徐脈（variable deceleration）
　(ⅲ) 遅発一過性徐脈（late deceleration）
　(ⅳ) 遷延一過性徐脈（prolonged deceleration）

図2 一過性頻脈

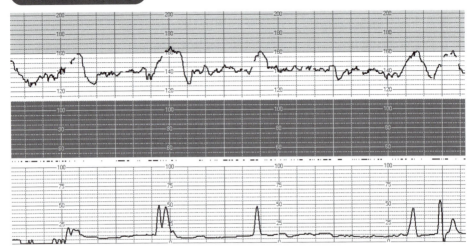

(2) 一過性徐脈 (deceleration)

(i) 早発一過性徐脈 (early deceleration)

子宮収縮に伴って心拍数の低下から最下点まで30秒以上の経過で緩やか (gradual) に下降し，子宮収縮の消退に伴い元に戻るもの (図3)。

100bpm以下になることはほとんどない。

児頭圧迫に伴う迷走神経反射，臍帯圧迫によるが，低酸素状態を示唆する所見ではない。

しかし，分娩経過中の早発一過性徐脈の出現頻度は意外と低く，また**経過をみていくうちに徐々に最下点が子宮収縮のピークから遅れていき，遅発一過性徐脈になっていくことがあり注意を要する。**

(ii) 変動一過性徐脈 (variable deceleration)

15bpm以上の心拍数減少が30秒未満での経過で急速 (abrupt) に起こり，その開始から元に戻るまで15秒以上2分未満を要するもの。子宮収縮に伴って起こる場合は，一定の形をとらない (non-uniform) もの (図4)。

最下点が80bpm未満でかつ持続が60秒を超える，または最下点

図3 早発一過性徐脈

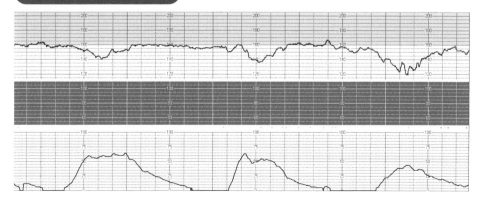

図4　変動一過性徐脈

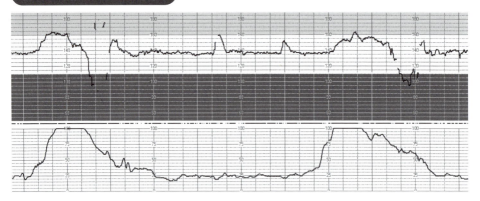

図5　変動一過性徐脈の臨床分類

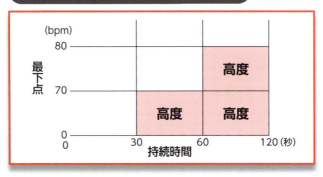

が70bpm未満でかつ持続が30秒を超えるものを高度とし，それ以外を軽度とする（**図5**）。

(ⅲ) 遅発一過性徐脈（late deceleration）

　子宮収縮に伴って，心拍数減少の開始から最下点まで30秒以上の経過で緩やかに下降（gradual）し，子宮収縮の消退に伴い元に戻る心拍数低下で，子宮収縮の最強点に遅れて一過性徐脈の最下点を示すもの。出現する波形は似ていることが多い（uniform）もの（**図6**）。

　最大下降心拍15bpm未満を軽度，15bpm以上を高度と定義される。

　分娩経過中に遅発一過性徐脈は出現するが，基線細変動，心拍数

図6　遅発一過性徐脈

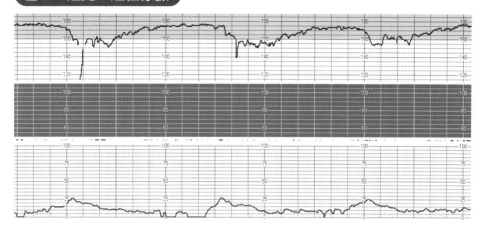

基線がともに正常である場合は，児は正常のことが多い。しかし，基線細変動が低下している場合は，アシドーシスになる危険性が高くなる。また，その際は心拍の下降度は比較的軽度のことが多い。

したがって，**遅発一過性徐脈を確認した際は，心拍の下降度よりも基線細変動の程度に注意して観察していく必要がある。**

(ⅳ) 遷延一過性徐脈（prolonged deceleration）

心拍数低下が15bpm以上で開始から元に戻るまで2分以上，10分未満のもの（10分以上は徐脈と定義される）。

最下点が80bpm以下を重症と定義される。

母体低血圧（硬膜外麻酔や仰臥位低血圧など），過強陣痛，努責などにより出現することがある。単発でこれらの原因がありそうなら，左側臥位，輸液，努責中止などを行う。また，出口部付近での発生が多いが，その際は児頭の下降度や出口部狭窄の有無などを判断しなければならない。

また，**突然の遷延一過性徐脈の出現は常位胎盤早期剥離，羊水塞栓症，子宮破裂などの可能性もあり，早急に医師やほかの医療スタッフを集める必要がある。**

図7 胎児一過性徐脈判定のポイント

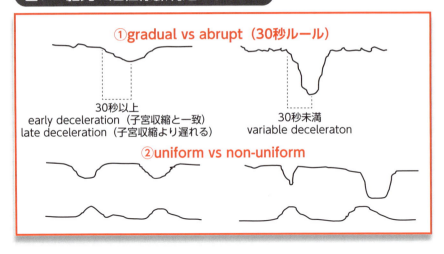

一過性徐脈判定のポイント

一過性徐脈判読にはまず最下点到達が①緩徐（gradual），あるいは②急速（abrupt）かを確認する。緩徐であれば，早発一過性徐脈か遅発一過性徐脈である。また，急速であれば変動一過性徐脈である。実際には，心拍数の下降が緩徐か急速か判定しにくい場合も多くある。その際は前後の波形の形に注目して，波形がほぼ同一（uniform）の場合は早発一過性徐脈か遅発一過性徐脈，波形が一定しない（non-uniform）場合は変動一過性徐脈とする（**図7**）。

胎児心拍数モニター所見と分娩管理

日本産科婦人科学会周産期委員会はモニター所見を5段階のレベルに分け，それぞれのレベルに応じて分娩管理を行うことを推奨している。

具体的な管理方法例は**表2，3**のとおりであるが，レベル2もしくは3の場合は，まずは母体体位変換などによる子宮内環境変化を試みてもよい。そのうえで医師に所見を報告するとスムーズである。

表2 胎児警戒レベルとその対応

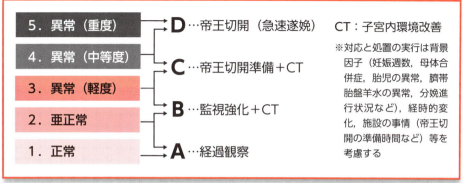

日本産科婦人科学会，日本産科婦人科医会：産婦人科診療ガイドライン産科編2014，
日本産科婦人科学会事務局，2014.より引用改変

表3 胎児警戒レベルと連携例

	産科医	麻酔科医 手術室看護師	新生児科医	手術室
5．異常（重度）	立ち会い	情報提供	立ち会い	準備OK
4．異常（中等度）	立ち会い	情報提供	情報提供／立ち会い要請	準備要請
3．異常（軽度）	立ち会い		（情報提供）	使えるか確認
2．亜正常	情報提供			
1．正常				

　モニター所見による管理方針は施設の実情によって考慮してもよく，例えば夜間は医師がオンコール制の病院の場合，レベル2の所見が出現している際は内診所見と合わせて医師に連絡しておく，また緊急帝王切開施行までに時間がかかる施設では，レベル3の所見でダブルセットアップの準備をしておくなど，日頃からある程度の対応について話し合っておくとよい．

引用・参考文献
1）日本産科婦人科学会，日本産科婦人科医会：産婦人科診療ガイドライン産科編2014，日本産科婦人科学会事務局，2014．

（沖本直輝）

出血 のドクターコール

📵 ダメなドクターコール

❶10カ月の妊婦さんから電話がありました．出血があり，受診した方がよいかどうかとの問い合わせです．受診してもらいましょうか．

❷先ほど陣痛発来で入院した妊婦さんが，トイレで出血したといっています．痛みも強くなっているようです．様子をみてもよいでしょうか．

なぜこれがダメなの？

❶，❷ともに情報が少なく，経過観察してよいかどうかの判断が困難です．

❶の場合 単なる産徴の問い合わせなのかどうか明確ではありません．受診が必要かどうかを判断するには，ほかの情報が必要です．

❷の場合 出血の量が不明であり，痛みも一口に強いといっても，陣痛が強くなったのか，常位胎盤早期剥離を疑うような痛みなのかどうか，状況の把握が困難です．

📱 よいドクターコール

❶妊娠40週の初産婦さんから電話がありました．出血が少量あり，問い合わせの電話ですが，まだ痛みは不規則のようで，胎動もしっかりあるそうです．破水はありません．これまでの妊娠経過は順調のようです．受診していただいた方がよいでしょうか．自宅待機でよろしいでしょうか．

❷先ほど陣痛発来で入院した妊婦さんが，トイレで出血したといっ

ています。**確認しましたが，コアグラもあり多めに出ています。**児心音は正常脈で聴取できますが，痛みも**急に強くなり，持続しているようです。**内診所見は子宮口開大３cmで進行はありません。**至急，**診察していただけますか。

❶の場合 いわゆる産徴の問い合わせですが，出血の程度やその他の状況によっては受診を勧める場合もあります。出血の量が多いか少ないか，子宮収縮の程度，胎動の有無，破水の有無，妊婦健診での経過を確認してから報告した方がよいでしょう。

❷の場合 ドクターコールを行う際，分娩進行中の妊婦を複数管理していることが多いため，名前や特定しやすい情報を伝えた方が医師も把握，判断がしやすくなります。また，リスク因子を有している妊婦かどうかを事前に認識しておくことが重要です。入院している場合は，スタッフが可能な限り出血量を確認してから報告する必要があります。出血が多い場合，緊急を要する状態である可能性もあるため，児心音を確認し，モニターを装着しながら報告するのがよいでしょう。分娩中の妊婦の異常出血では，第一に常位胎盤早期剥離を念頭に浮かべる必要があります。痛みが急に強くなっているかどうか，強さの程度はどうか，間欠期があるかどうか，おなかが板状硬になっているかどうか，児心音はどうかを即座に把握し，少しでも疑う所見があれば，医師に明確に緊急性を伝える必要があります。また，子宮口開大の進行に伴う出血の場合もあるため，内診所見の確認は必要です。

☑ 観察項目と報告内容

🏷 **自覚症状** 出血の量，期間，陣痛の状態，胎動の有無，破水の有無
🏷 **妊娠週数**

🔖**妊婦健診の経過** これまでの妊娠経過が順調である妊婦か，何か異常を指摘されている妊婦かどうかを知ることは判断材料として重要である．低置胎盤の場合，陣痛発来後に出血が通常より多めにみられることがあり，場合によっては帝王切開分娩に変更になることがある．胎児発育不全や妊娠高血圧症候群など，常位胎盤早期剝離を合併しやすいとされるリスク因子を有しているかどうか確認する．

🔖**リスク因子の有無** 産科特有の合併症は，産科疾患の既往やリスク因子を有している妊婦に起こりやすいという特徴がある．常位胎盤早期剝離は，妊娠高血圧症候群，常位胎盤早期剝離の既往，胎児発育不全，絨毛膜羊膜炎，外傷（交通事故など）などがリスク因子となるので注意する（**表1**）．

表1　常位胎盤早期剝離のリスク因子

1. 常位胎盤早期剝離の既往
2. 妊娠高血圧症候群，HELLP症候群，高血圧，慢性腎疾患
3. 絨毛羊膜炎，前期破水，切迫早産
4. 胎児発育不全
5. 腹部外力（交通事故，打撲，外回転術など）
6. 子宮内圧の急激な低下（多胎の一児分娩後，羊水過多の破水，羊水穿刺など）
7. 子宮筋腫（筋腫上の胎盤付着），子宮奇形
8. 胎盤異常（周郭胎盤，副胎盤など）
9. 臍帯の異常（臍帯過短，臍帯卵膜付着など）
10. 高齢，多産
11. 血栓性素因，抗リン脂質抗体症候群
12. 喫煙，薬物使用（コカインなど），低栄養

🔖**内診所見** 分娩期の出血は，子宮口開大に伴う出血であることが大多数を占めるため，内診所見の進行があるかどうかまず確認する。コアグラを伴う，粘稠でなくサラサラ流れ出る，50ｇを超える，内診所見の進行に乏しいが出血は多めなどの場合は，医師への報告を検討する。

🔖**モニター所見** 常位胎盤早期剝離の典型例では，児心音の低下を伴うことが多い。

🔖**バイタルサイン** 前置胎盤の場合，ショック症状を呈するような多量出血を来すことがある。また，妊娠高血圧症候群を合併しているかどうかの把握も必要である。

💧 分娩期に出血を来す疾患

● 常位胎盤早期剝離

常位胎盤早期剝離の頻度は，およそ100〜200分娩に１例（0.5〜１％）であるが，ハイリスク妊娠の増加に伴い，その頻度は増加してきているとされる。

典型例では，突然の出血，腹痛で始まり，胎動は減少・消失し，子宮は強度に収縮し板状硬の状態となる（出血，腹痛を伴わない例もあるため注意を要する）。胎盤の子宮壁からの剝離とともに胎児は低酸素血症に陥り，モニターで児心音の低下と，しばしば子宮硬直による連続的子宮収縮波形を呈する。重症例では胎内死亡となる。

以上のような症状，所見や超音波検査にて胎盤の異常な肥厚，胎盤後血腫を認めた場合，常位胎盤早期剝離と診断されるが，超音波検査で血腫が不明瞭な例もあるので慎重に判断する必要がある。診断されれば，緊急帝王切開を含む急速遂娩が必要である。DICを合併することが多いため，高次医療施設での治療が望ましい。

● 前置胎盤

　内子宮口を一部，または全部胎盤が覆っている状態をいう。頻度は，約200分娩に1例程度（0.5％）といわれているが，既往帝王切開後妊娠の増加，ハイリスク妊娠の増加に伴い，その頻度は増加してきている。現在では，超音波検査にて31週末までに前置胎盤であるかどうかの診断を行うことが，産婦人科診療ガイドライン産科編2014に明記されているため，分娩期に入る前に診断され，適切な高次医療施設での管理が開始されていると思われる。

　37週前後で予定帝王切開を行うが，28週以降は出血の頻度が増加し，早産期に緊急帝王切開となることも少なくない。500mL以上の多量出血や，母体がショック症状を呈する場合，胎児の状態が不良の場合は，緊急帝王切開が必要と判断される。また，癒着胎盤の頻度が高く（約5〜10％），帝王切開時の危機的多量出血や子宮摘出を想定して，妊娠期から万全の体制で管理する必要がある。

● 低置胎盤

　胎盤が正常より低い位置に付着するが，内子宮口を覆っていない状態をいう。低置胎盤では経腟分娩可能な例があるが，胎盤縁から内子宮口の距離が2cm未満の場合は分娩時大出血の例が多く，帝王切開分娩が勧められている。低置胎盤例の陣痛発来後は出血量に注意し，帝王切開分娩への切り替えの判断が必要となる。

参考文献
1）日本産科婦人科学会，日本産婦人科医会：産婦人科診療ガイドライン産科編2014，日本産科婦人科学会事務局，2014.
2）周産期医学編集委員会編：周産期診療指針2010，東京医学社，2011.
3）村田雄二編：産科合併症改訂2版，メディカ出版，2013.
4）竹田省編：産科救急ハンドブック，総合医学社，2010.

（洲脇尚子）

破水・羊水混濁 のドクターコール

📵 ダメなドクターコール

❶10カ月の妊婦さんが破水したかもしれないとのことで来院されました。破水はしていないようですが，診察されますか。

❷昨日陣痛発来で入院した38週の経産婦さんが破水しました。羊水が濁っています。診察してください。

なぜこれがダメなの？

❶，❷ともに情報が少なく，状況の把握が困難です。

❶の場合 破水が疑わしいかどうかという情報に加えて，破水ではなかったとしても入院が必要な状態かどうかの情報が必要です。出血や陣痛の有無，内診所見，胎動はあるのか，発熱はないのかなど，母児の状態を把握する情報が不足しています。

❷の場合 陣痛や内診所見，また児心音の状態が不明です。経過観察可能かどうか判断するため，母児の状態を把握するための情報が必要です。

📱 よいドクターコール

❶妊娠39週の初産婦さんが，先ほど破水したかもしれないとのことで来院されました。1回のみの自覚で，内診時も羊水の流出はありませんでした。子宮口は1cm後方で，まだ展退していません。出血もなく，モニターをとりましたが，陣痛もまだ不規則で，児心音は良好です。母体発熱もありません。診察はどうされますか。

❷昨日陣痛発来で入院した38週の経産婦さんが破水しました。羊

水が濁っています。現在，子宮口は7cmで，モニターを装着しましたが，児心音は良好で，陣痛は2〜3分ごとです。経過観察してよいでしょうか。

❶の場合 破水しているかどうかの判断とともに，母児の状態に問題がないか確認が必要です。未破水でも感染を起こす例はあるため，感染兆候がないかどうかも確認が必要です。実は少し前から破水していたという例もあるため，いつごろから自覚症状があるのかも確認しておきましょう。

❷の場合 分娩経過進行中に羊水混濁を認めた場合，モニターを20分以上装着し，児心音を確認する必要があり（産婦人科診療ガイドライン産科編2014），ほかに何も問題がなければ必ずしも医師の診察は必要ありません。分娩経過も進行していると判断され，経過観察が可能と思われます。

☑ 観察項目と報告内容

🏷自覚症状 破水感の状態，いつごろからあったのか，陣痛の状態，胎動の有無，発熱の有無など

🏷妊娠週数

🏷妊婦健診の経過 骨盤位や前回帝王切開など，帝王切開を予定している場合は，緊急帝王切開が必要となる。

🏷リスク因子の有無 経産婦であれば過去の分娩経過（急産であったかどうかなど）

🏷内診所見 破水しているかどうか確認するとともに，分娩経過の把握のため内診所見の進行状況も報告する。破水していれば，羊水混濁がないか，臍帯脱出がないかも確認する。

🏷️**モニター所見** 破水の場合，羊水減少に伴い臍帯圧迫による児心音低下（変動一過性徐脈）がみられやすくなる。感染を伴えば，特に母体発熱（38℃以上）を伴う場合には頻脈がみられたり，また，胎児酸素需要量が増加し胎児機能不全を通常より起こしやすいため，注意した管理が必要である。羊水混濁が胎児低酸素状態を意味するのではないが，モニター異常と羊水混濁を同時に合併した場合は，出生後に蘇生などの処置を必要とする例が増えるため，胎児が低酸素状態にないかどうかモニターによる評価が必要である。

🏷️**バイタルサイン** 感染兆候の有無を確認する。

💬 破水・羊水混濁とは

● 破水

　破水の診断は，明らかに腟より羊水が流出している場合は容易ではあるが，はっきりしない場合は，腟鏡診により子宮口からの羊水流出を確認する。場合によっては，pH測定（エムニケーター®）や特に早産期では，腟分泌物中のヒトインスリン様成長因子結合蛋白1型（IGFBP-1）を検出するキット（チェックPROM®）なども参考にする。

　陣痛発来後に破水した場合，内診所見の進行状況を把握し，羊水混濁や臍帯脱出の有無も確認する。同時にモニターを装着し，児心音の評価を行う。破水後は感染兆候の出現に注意し（未破水でも感染を併発することはある），羊水減少に伴う変動一過性徐脈や感染による発熱に伴う頻脈，胎児機能不全の所見の有無に注意し，モニター管理を行う。分娩直前でなければ，抗生物質投与による感染予防を行うことが多い。

　陣痛発来前に破水することを前期破水（PROM）といい，妊娠37週以降のPROM（term PROM）は約1割にみられるとされる。

早産期の破水をpreterm PROM（pPROM）といい，早産の約3割がpPROMに関係しているといわれ，絨毛羊膜炎などの感染症との関連が強い。

前期破水後多くの場合，自然に陣痛が起こる。37週以降では，約9割で24時間以内に陣痛がくるとされているが，早産期ではこれほど高率ではなく，週数に応じた管理が必要である。早産期の分娩の場合，胎児心拍数異常や臍帯脱出，常位胎盤早期剥離を通常より起こしやすいことが知られており，より注意が必要である。

● 羊水混濁

羊水混濁は6〜25％の分娩でみられるとされる。以前は，羊水混濁は胎児の低酸素状態により副交感神経優位となり，これにより腸管運動が亢進し，肛門括約筋の弛緩を起こし発生すると考えられていたが，その後，羊水混濁の有無で，胎児・新生児血pHに差がないことなどが報告され，現在では低酸素状態やアシドーシス自体は羊水混濁の原因とはならないとする考え方が優位である（産婦人科診療ガイドライン産科編2014）。

しかし，モニター異常と羊水混濁を同時に合併した場合は，出生後に蘇生などの処置を必要とする例が増えるため，注意が必要である。羊水混濁確認時は，胎児well-beingの評価のためモニターを20分以上装着する。モニターが正常所見であり，ほかに分娩経過での問題点やリスク因子がないのであれば，必ずしも医師が診察する必要はないと考えられる。

参考文献
1）日本産科婦人科学会，日本産婦人科医会：産婦人科診療ガイドライン産科編2014，日本産科婦人科学会事務局，2014.
2）周産期医学編集委員会編：周産期診療指針2010，東京医学社，2011.
3）村田雄二編：産科合併症改訂2版，メディカ出版，2013.

（洲脇尚子）

上腹部痛・嘔吐 のドクターコール

📵 ダメなドクターコール

❶今日陣痛発来で入院した40週の初産婦さんが，突然上腹部痛を訴えています。最後の妊婦健診では尿蛋白が出ていましたが，血圧は正常でした。陣痛が強くなったのかもしれないので，モニターをつけてしばらく様子をみていいでしょうか。3時間前の内診所見は子宮口3cmでした。

なぜこれがダメなの？

妊婦健診で尿蛋白がみられていたのであれば，その後に急速に妊娠高血圧症候群を発症している可能性があり，HELLP症候群をまず念頭におく必要があります。陣痛と異なる強い痛みの訴えがある場合は，まずバイタルサインを測定し，ショック症状がないか，妊娠高血圧症候群を発症していないか評価することが最も重要です。並行して，児心音も確認しておきましょう。医師に緊急性を伝え，即座に診察を依頼する必要があります。急変対応に備え，医師やほかの医療スタッフも集めましょう。

📱 よいドクターコール

❶今日陣痛発来で入院した40週の初産婦さんが，突然上腹部痛と嘔吐を訴えています。多量出血はありません。最後の妊婦健診では尿蛋白2＋，血圧は正常でしたが，今日入院時から血圧が上昇しており，今は162／100mmHgです。児心音は130台です。至急診察に来てください。

分娩期に突然の上腹部痛の訴えがあれば，特に妊娠高血圧症候群が背景にある場合，まずはHELLP症候群を疑いましょう。上腹部痛だけでなく，HELLP症候群に特徴的な嘔気，嘔吐，頭痛，視覚異常などの症状の有無にも注意しましょう。妊娠高血圧症候群を伴わず，出血が多めにあるようであれば，常位胎盤早期剥離も念頭におきましょう。いずれにしても，即座に母体のバイタルサインと全身状態，児心音の確認と，医師による診察，検査（超音波検査，血液検査など）が至急必要です。

　下記の観察項目にこだわることなく，緊急の場合は，まず医師やスタッフを集めることを優先しましょう。

　HELLP症候群と診断された場合，すぐに分娩になる状況以外では緊急帝王切開を行います。分娩後も，DICや肺水腫，臓器障害に注意した管理が必要です。

　最後の妊婦健診では問題なくても，その後急速に妊娠高血圧症候群を発症している場合もあるため，分娩入院時に必ず血圧測定（検尿）を行い，その後も定期的に血圧を測定しましょう。

☑ 観察項目と報告内容

バイタルサイン　妊娠高血圧症候群を発症していないかどうかを確認する。高血圧であれば，妊娠高血圧症候群をリスク因子とする産科救急疾患（HELLP症候群，急性妊娠脂肪肝，常位胎盤早期剥離）をまず念頭におき，高血圧でなければそれ以外の疾患を考える。腹腔内出血を伴う疾患や肺梗塞，心疾患の場合は，急変する可能性がある。バイタルサインに異常があれば緊急性が高く，医師に緊急性を伝える。

表1　分娩期に上腹部痛を訴える疾患

右季肋部痛	HELLP症候群，急性妊娠脂肪肝，急性虫垂炎，急性胆嚢炎，胆石症
心窩部痛	HELLP症候群，急性妊娠脂肪肝，急性虫垂炎，急性膵炎，胃腸炎，上部消化管潰瘍・穿孔，肺梗塞，心臓疾患（心筋梗塞，狭心症）
左季肋部痛	脾破裂

※卵巣腫瘍破裂・茎捻転，子宮筋腫変性・茎捻転は，それぞれの位置により，痛みの部位が異なる。

🏷️**自覚症状**　腹痛の部位（表1），性状（陣痛と異なる痛みかどうか）の判断が必要である。間欠期がないようであれば異常と判断する。出血については分娩経過中，少量の出血（血性帯下）はみられるが，さらさらした出血や多めの出血で急激な腹痛を伴えば，常位胎盤早期剥離や子宮破裂を念頭におく。

　陣痛，胎動，破水の有無を確認する。

🏷️**随伴症状**　妊娠に関連する症状以外の症状がないかどうかを確認する。急性虫垂炎のように，時間の経過とともに痛みの性状や部位が変化するものもある。

①発熱…炎症を伴う疾患
②嘔吐…HELLP症候群，急性妊娠脂肪肝，消化器疾患
③黄疸…胆嚢疾患，膵疾患

🏷️**妊娠週数**

🏷妊婦健診の経過　妊娠高血圧症候群，卵巣腫瘍や子宮筋腫を指摘されていないかどうかを確認する．外来では妊娠高血圧症候群を指摘されていなくても，分娩入院時または入院後に急速に発症する場合もあるため注意する．

🏷リスク因子の有無　HELLP症候群，急性妊娠脂肪肝，常位胎盤早期剥離は妊娠高血圧症候群に合併することが多い．常位胎盤早期剥離のリスク因子については，「第3章分娩期―出血」（P.88）を参照されたい．子宮破裂のリスク因子としては，帝王切開の既往や子宮手術の既往（筋腫核出術など），子宮内感染の既往，過剰な外力（交通事故など），まれではあるが多産婦など子宮壁が過伸展している場合，圧出分娩などが該当する．

🏷既往歴　虫垂切除術の既往などや胆石の既往，除外できる疾患を確認しておく．

🏷内診所見　分娩経過が進行している場合があるので，内診所見は確認しておく．

🏷モニター所見　急性期は連続モニターとする．胎児機能不全の早期発見につながるだけでなく，心音異常が母体の重症化に先行することがあるため，母体の状態を反映することがある．常位胎盤早期剥離の典型例では児心音の低下を伴うことが多く，剥離の程度によって急速に胎児機能不全が進行する．子宮破裂では，多量出血によりショック状態となるため，児心音も突然徐脈を呈し，胎児死亡を来す可能性がある．その他，感染症においても重篤であれば，胎児機能不全を来す可能性がある．

🩸 分娩期に上腹部痛を来す疾患

　分娩期の上腹部痛では妊娠に関連するものと，それ以外の偶発合併症に分けられるが，妊娠に関連するものに緊急性が高い重症例が含まれているため，まず妊娠に関連する疾患を考える。重症例を見逃さないように，迅速に鑑別診断を行う必要がある（**図1**）。重症例の可能性がある場合は，医師に緊急性を伝え，複数の医師，スタッフとともに，同時進行で問診，診察，検査を進めていく。

● HELLP症候群

　溶血（hemolysis），肝逸脱酵素の上昇（elevated liver enzyme），血小板減少（low platelet count）を3徴とする疾患であり，妊娠高血圧症候群に合併することが多いが，妊娠高血圧症候群の合併がなく突然発症する例もある。妊娠後期から産褥期に突然に心窩部痛や右季肋部痛を訴え，嘔気，嘔吐を伴うことが多い。頭痛や視覚異

図1　分娩期に上腹部痛を訴える妊婦の初期対応

- 妊娠週数の確認
- バイタルサインの測定
- 全身状態の観察
- 児心音の確認

↓

- 腹部診察………痛みの部位，性状
- 内診……………出血の有無，分娩経過進行の有無
- 超音波検査……胎児，胎盤の評価，常位胎盤早期剥離はないか，疼痛部位の超音波検査（卵巣腫瘍，子宮筋腫）
- モニター装着…胎児well-beingの評価
- 血液検査………炎症所見，DIC所見の有無など

↓

鑑別診断

常の症状もみられることがあり，急速遂娩が必要である。常位胎盤早期剥離，子癇，DIC，肺水腫，多臓器不全などを合併しやすく，治療のタイミングを逸すると急速に悪化し母児に致命的となる場合があるので，高次医療機関で管理を行う。

● 急性妊娠脂肪肝

小脂肪滴の肝細胞への浸潤によって起こり，急速に進行し脳障害や肝不全を引き起こす。HELLP症候群と類似しており，治療のタイミングを逸すると急速に悪化し，同様に母児に致命的となる。妊娠高血圧症候群を合併することが多く，妊娠後期に発症することが多い。症状は上腹部違和感，上腹部痛，食欲不振，嘔気，嘔吐に始まり，その後に黄疸が出現し，体重減少を認める。急速に進行し，低血糖，DIC，代謝性アシドーシス，肝性脳症，ショック，多臓器不全を呈する。胎児は母体の代謝性アシドーシスにより，急速に状態が悪化する。迅速な判断と急速遂娩，集中的管理が必要とされるため，高次医療機関で管理を行う。

● 常位胎盤早期剥離

「第3章分娩期―出血」（P.89）を参照。

● 子宮破裂

多くは分娩時に突然発症し，胎児死亡や母体死亡を引き起こすため，迅速な判断，治療が必要とされる。破裂の部位により痛みの部位は異なるが，子宮破裂の痛みは激痛であるため，部位の同定は困難である場合も少なくない。リスク因子については，前記のとおりである。

腹痛は激痛であり，腹腔内出血多量によりショック症状を呈する。胎児は，胎児機能不全から徐脈，心拍停止に至る。分娩経過の状況にもよるが，可及的早急に帝王切開により児を娩出し，並行して母体のショック状態の治療を行う。挙児希望がなければ子宮全摘術を行い，挙児希望があれば破裂部位の修復術を行う。

● 卵巣腫瘍破裂・茎捻転

妊娠経過中，卵巣腫瘍はダグラス窩にとどまる場合と，子宮の増大に伴い上腹部に位置する場合がある。卵巣腫瘍の破裂・茎捻転の場合，卵巣腫瘍の位置により痛みの部位は異なる。急激な痛みの出現とともに，疼痛部位に一致した腫瘤を触知するか，超音波検査などにより同定することで診断に至る。妊婦健診にて卵巣腫瘍を指摘されている場合は診断も容易であるが，妊娠期は超音波検査上，卵巣も同定しにくくなるため，指摘されていなくても完全には否定できないことに注意する。治療は，開腹または腹腔鏡による手術を行う。

● 子宮筋腫変性・茎捻転

子宮局所の痛みの訴えがみられ，疼痛部位に一致した筋腫核を触知するか，超音波検査などにより同定することで診断に至る。変性のみであれば炎症所見が出現し，対症療法で改善するが，茎状筋腫の茎捻転の場合は，手術による筋腫核切除を必要とする場合が多い。

● 肺梗塞

突発する呼吸困難を伴う胸痛（心窩部痛）により発症する。安静解除直後の初回歩行時などに多く，重症例は急性呼吸循環不全を呈するため死亡率が高い。Dダイマーの異常高値を伴う。心電図，心

エコー，血液検査，（CT検査）にて評価を行う．リスク因子は，長期臥床，血栓症の家族歴・既往歴，血栓性素因，高齢，肥満，多胎，習慣性流産，胎児発育不全，常位胎盤早期剥離，妊娠高血圧症候群などである．

● 消化器疾患

① 急性虫垂炎…時間の経過とともに心窩部痛から右下腹部痛，上腹部痛に移動する．炎症所見を伴う．
② 胆嚢疾患（急性胆嚢炎，胆石など）…右季肋部痛と胆道系酵素の上昇を伴う．
③ 腸閉塞…嘔気，嘔吐を伴う．開腹手術の既往歴．
④ 急性膵炎…妊娠後期に多く，激烈な上腹部痛であり背部に放散する．アミラーゼ高値を伴う．
⑤ 上部消化管潰瘍・穿孔…上部消化管潰瘍の既往．
⑥ 急性胃腸炎…嘔気，嘔吐，下痢を伴う．

● 心臓疾患（心筋梗塞，狭心症）

突然に発症する左前胸部痛（心窩部痛）であり，絞扼感を伴う．顎，左肩，左腕に放散することが多い．心電図異常を伴う．リスク因子は心筋梗塞，狭心症の既往歴である．

他科疾患の詳細は，各専門書を参照されたい．

参考文献
1）日本産科婦人科学会，日本産婦人科医会：産婦人科診療ガイドライン産科編2014，日本産科婦人科学会事務局，2014．
2）周産期医学編集委員会編：周産期診療指針2010，東京医学社，2011．
3）村田雄二編：産科合併症改訂2版，メディカ出版，2013．
4）竹田省編：産科救急ハンドブック，総合医学社，2010．
5）医学書院編：産婦人科当直医マニュアル　慌てないための虎の巻，臨床婦人科産科2013増刊号，医学書院，2013．

（洲脇尚子）

発熱 のドクターコール

📵 ダメなドクターコール

❶陣痛発来で来院された経産婦さんですが，39℃の発熱があります。診察をお願いします。

❷昨晩，前期破水で入院した39週の初産婦さんが発熱してきましたが，陣痛も2〜3分と規則的で強くなってきており，児心音は良好です。様子をみてよいでしょうか。

なぜこれがダメなの？

❶，❷ともに情報が少なく，状況の把握が困難です。発熱している場合，インフルエンザなどのような感染性疾患である可能性があり，場合によっては隔離室などでの診察が必要となるため，十分な情報を事前に得ておきましょう。

❶の場合 特に外来から来られた患者の場合，インフルエンザなどのような感染性疾患である可能性があります。急速に分娩になりそうな様子でなければ，隔離できる部屋でインフルエンザを含めた発熱疾患の診察と，内診，モニターなどを行いましょう。家族に発熱している人がいるか，ほかに症状があるかどうか（上気道炎症状，腰痛，下痢，嘔吐，発疹など）を確認しましょう。急速に分娩になりそうな様子であれば，分娩室（個室）で診察から始めてもよいでしょう。

❷の場合 発熱といっても，どの程度の発熱なのか不明瞭です。児や陣痛の状態は良好でも，内診所見の進行状況の確認が必要です。

📱 よいドクターコール

❶ 陣痛発来で来院された40週の経産婦さんですが，39℃の発熱があります。破水はしていないようで，陣痛は5分ごとです。<u>咽頭痛と筋肉痛，全身倦怠感があり，ご家族にインフルエンザの方がおられるそうです。隔離室で診察をお願いします。</u>

❷ 昨晩，前期破水で入院された39週の初産婦さんが発熱し，<u>38℃</u>あります。陣痛も2～3分と規則的で強くなってきており，児心音は良好です。<u>子宮口8cmと進行してきています。</u>様子をみてよいでしょうか。

❶の場合 インフルエンザ感染の可能性が高く，隔離室でインフルエンザの検査と内診，モニターを行います。入院管理になれば，入院後も隔離管理や医療従事者の感染予防対策が必要です。

❷の場合 前期破水に伴う感染と考えられますが，児の経過に問題なく，分娩経過も進行してきているようであれば，抗菌薬の投与を継続して経過観察可能と判断されます。今後，児心音異常がみられる可能性があるので注意が必要です。

・・・・・・・・・・・・・・・・・・・・・・・・・・・・・・・・・・・・・・

☑ 観察項目と報告内容

🏷 **自覚症状** いつごろからあったのか，陣痛の有無，胎動の有無，破水の有無

🏷 **随伴症状はあるか** 妊娠に関連する症状以外の症状があるかどうかを確認する。

呼吸器症状（上気道炎，肺炎，インフルエンザなど），消化器症状（下痢，嘔吐は陣痛に伴うものとの鑑別が困難な場合がある），泌尿器症状（腰痛や膀胱炎症状を伴えば，腎盂炎を念頭におく），皮膚症状（麻疹，水痘，風疹など。分娩期の水痘感染は母子感染の可能性があるため，特別なケアを要する），神経学的症状（髄膜炎など）など。

分娩期に，高熱に上気道感染症状を伴えば，まれではあるが死亡率の高い劇症型Ａ群レンサ球菌感染症（分娩型）を念頭におく。

▶**家族内発生はあるか**　発熱，同様の症状，インフルエンザ，水痘などの感染性疾患の家族はいないか

▶**リスク因子**　破水，妊娠糖尿病，糖尿病合併妊娠，薬剤（ステロイド，プロスタグランジン製剤など），職業（医療従事者，保育士など）

▶**妊娠週数**

▶**妊婦健診の経過**

▶**内診所見**　破水しているかどうか確認するとともに，分娩経過の把握のため，内診所見の進行状況も報告する。

▶**モニター所見**　母体発熱では頻脈がみられたり，また，胎児酸素需要量が増加し，通常より胎児機能不全を起こしやすいため，注意した管理が必要である。

▶**バイタルサイン**　発熱の程度を確認する。分娩経過中，微熱程度はみられることはあるので，38℃以上が報告の目安になるが，38℃未満でも症例の経過によって（ほかに感染を疑う所見がある，児心音異常があるなど）医師への報告を検討する。また，重症例では，敗血症や敗血症性ショックとなる場合があり，低血圧や呼吸状態の悪化がみられることがある。早急に母体の集学的治療を開始する必要があるため，医師に緊急性を伝える。

💧 分娩期に発熱を来す疾患

　妊婦にみられる感染症として分娩経過に直接関係するものは，絨毛膜羊膜炎，子宮内感染であり，急速遂娩の検討や慎重な分娩管理を行う必要がある．分娩期に発熱を呈した場合，子宮内の感染なのか，それ以外の偶発感染症（上気道感染症，尿路感染症，麻疹，水痘など）なのか鑑別診断を行う．

● 絨毛膜羊膜炎（子宮内感染）

　分娩期の妊婦が発熱を呈した場合，前期破水例，特に破水後時間が経っている場合には，絨毛膜羊膜炎（子宮内感染）を併発している可能性が高い．未破水でも感染を併発する可能性はあるので注意する．絨毛膜羊膜炎の臨床診断は困難ではあるが，**表1**の診断基準を参考にする．感染と考えられた場合，内診所見や児の状態を考慮し，抗菌薬を投与しながら24時間以内の分娩を目指し，分娩誘発を行うか帝王切開分娩を行う（37週以降）．分娩経過中は，臍帯圧迫による児心音低下（変動一過性徐脈）や頻脈に注意し，また，胎

表1　臨床的絨毛膜羊膜炎の診断基準

1. 母体発熱（38℃以上）を認める場合，以下のうち1項目以上あること
   - 母体WBC≧15,000/mm^3
   - 母体頻脈≧100bpm
   - 子宮の圧痛
   - 腟分泌物の悪臭
2. 母体の発熱がない場合
   - 上記の4項目すべてを満たすこと

児酸素需要量が増加し通常より胎児機能不全を起こしやすいため，より慎重なモニター管理が必要である。

　感染例の経腟分娩，帝王切開分娩は，通常は分娩することによって感染所見も急速に改善するが，産褥感染症，術後感染症に進展する例もあるため，分娩期の適切な対応，治療が重要である。

● 劇症型A群レンサ球菌感染症（分娩型）

　妊婦の発症はまれではあるが，分娩前または分娩後短時間で，主に上気道からの血行性子宮筋感染により急速に進行してショックや多臓器不全に陥りやすく，高率に胎児，母体死亡を起こす。感染が陣痛を誘発し，分娩を進行させ，常位胎盤早期剥離様症状を起こす。冬から春に多くみられ，経産婦に多い。高熱の妊婦で，上気道炎症状が先行し，急速に全身状態が悪化する場合は，本疾患を念頭におく。

　他疾患の詳細は，各専門書を参照されたい。

参考文献
1）日本産科婦人科学会，日本産婦人科医会：産婦人科診療ガイドライン産科編2014，日本産科婦人科学会事務局，2014.
2）周産期医学編集委員会編：周産期診療指針2010，東京医学社，2011.
3）村田雄二：産科合併症 改訂2版，メディカ出版，2013.
4）竹田省編：産科救急ハンドブック，総合医学社，2010.
5）医学書院編：産婦人科当直医マニュアル 慌てないための虎の巻，臨床婦人科産科2013 増刊号，医学書院，2013.

〈洲脇尚子〉

痙攣発作・意識障害・頭痛 のドクターコール

📵 ダメなドクターコール

❶昨晩陣痛発来で入院した19歳の初産婦さんが，先ほどから頭が痛く，目がチラチラするといっています。入院時の血圧は135／88mmHgでした。陣痛は2～3分ごとで強くなってきており，子宮口は7cmまで開大しています。様子をみていいでしょうか。

なぜこれがダメなの？

入院時の血圧は正常上限であり，その後に血圧が上昇している可能性があります。若年の初産婦であり，子癇のリスク因子も有しています。子癇の前駆症状を，まず念頭におく必要があります。まずバイタルサインを測定し，妊娠高血圧症候群を発症していないか評価することが最も重要です。

📱 よいドクターコール

❶昨晩陣痛発来で入院した19歳の初産婦さんが，先ほどから頭が痛く，目がチラチラするといっています。入院時の血圧は135／88mmHgでしたが，今は169／112mmHgで急に上昇しています。陣痛は2～3分ごとで強くなってきており，子宮口は7cmまで開大しています。至急診察に来てください。

分娩期に頭痛や視覚異常の訴えがあれば，必ずバイタルサインを確認しましょう。高血圧状態で子癇の前駆症状の可能性があれば，医師に緊急性を伝え診察が必要です。子癇予防として，硫酸マグネシウムや降圧剤の投与を開始し，分娩の進行が順調でない場合は帝王切開分娩を検討します。痙攣発作を発症した場合は，即座に医師やほかの医療スタッフを集めましょう。

　最後の妊婦健診では問題なくても，その後急速に妊娠高血圧症候群を発症している場合もあるため，分娩入院時に必ず血圧測定（検尿）を行い，その後も定期的に血圧を測定しましょう。

☑観察項目と報告内容

　分娩期に痙攣発作・意識障害が起こった場合，迅速に対応しなければ母児にとって致命的となる疾患が多く含まれている。そのため，まずはドクターコールで緊急性を伝え，ほかの医療スタッフを確保しつつ，バイタルチェック，気道確保，血管確保，酸素投与，胎児心音確認と初期対応を並行しながら開始する。下記の観察項目は，初期対応を行いながら確認することとなる。

バイタルサイン　妊娠高血圧症候群を発症していないかどうか，ショック状態にないかどうかを確認する。

自覚症状　子癇の前駆症状（頭痛，視覚異常，右上腹部痛，心窩部痛など）があったかどうかを確認する。脳卒中による痙攣の場合は，ほかの神経症状（顔面非対称，上下肢麻痺，言語障害，意識障害など）を伴うことが多い。羊水塞栓では，突然に呼吸困難，胸痛，不穏状態などが出現し（心肺虚脱型），意識消失を伴うことが多い。

🏷️**妊娠週数**

🏷️**妊婦健診の経過** 妊娠高血圧症候群を発症していたかどうかを確認する。高血圧を認めていなくても，尿蛋白や全身性浮腫，急な体重増加を認める場合は注意する。

🏷️**リスク因子の有無**
① 子癇…初産婦，若年妊娠，子癇既往，妊娠高血圧症候群，HELLP症候群，蛋白尿，双胎など。
② 脳卒中…高齢，妊娠高血圧症候群，HELLP症候群，慢性高血圧，喫煙，凝固異常など。
③ 羊水塞栓症…帝王切開や圧出，吸引，鉗子分娩，頸管裂傷，子宮破裂，前置胎盤，子癇など。

🏷️**内診所見** 急速遂娩が必要な場合が多く，経腟分娩ですぐに児を娩出可能か，帝王切開が必要かどうかを判断する。

🏷️**モニター所見** 痙攣発作や意識障害を来す疾患では，母体の低酸素状態の影響で，胎児心音も胎児徐脈や遅発一過性徐脈などがみられることが予測される。子癇発作の場合，発作終了後しばらくしても（10分以上）改善がみられない場合は，胎児機能不全と判断し急速遂娩とする。

💧 分娩期に痙攣発作・意識障害・頭痛を来す疾患

妊婦の痙攣発作は，妊娠に関連するものと関連しないものに分かれるが，分娩期に痙攣発作を来した場合，まずは子癇として初期対応・治療を開始する。脳卒中との鑑別が最も重要であるが，痙攣を反復する場合や，痙攣発作消失後にも神経症状（顔面非対称，上下肢麻痺，言語障害，意識障害など）が持続する場合は，脳卒中を考

表1　分娩期に痙攣発作・意識障害・頭痛を来す代表的疾患

1. **中枢神経系疾患**
   - 高血圧性脳症，子癇
   - 脳卒中
   - 脳腫瘍
   - 髄膜炎，脳炎
   - てんかん
   - 脳血管疾患（脳動脈瘤，脳動静脈奇形，もやもや病など）

2. **その他の疾患**
   - HELLP症候群
   - 羊水塞栓症
   - 肺梗塞
   - 産科出血性疾患（子宮破裂，弛緩出血，前置胎盤，子宮内反症など）
   - 糖尿病性ケトアシドーシス
   - 低血糖性昏睡
   - 褐色細胞腫
   - 尿毒症
   - 肝性昏睡（急性妊娠脂肪肝含む）
   - 血栓性血小板減少性紫斑病
   - 水中毒
   - ヒステリー
   - 急性アルコール性中毒，薬物中毒

え，早急に脳神経外科との共同管理を開始する。

　分娩期に痙攣発作・意識障害・頭痛を来す可能性のある代表的疾患として，表1のものが挙げられる。意識障害を来す疾患は痙攣を伴うことが多いが，痙攣がなく意識障害を呈した場合は，羊水塞栓症，脳卒中，糖尿病性ケトアシドーシスなどを考える。頭痛は，心配の少ない一次性頭痛（片頭痛，緊張型頭痛，群発頭痛など）から，疾患に伴う二次性頭痛までさまざまであるが，危険な頭痛を見逃さないことが重要である。危険な頭痛とは，妊娠高血圧症候群を背景としたHELLP症候群や子癇前症，激しい頭痛を特徴とするくも膜下出血，脳静脈血栓症や嘔吐，発熱，神経症状を伴うものなどである。

●子癇

妊娠20週以降に初めて痙攣発作を起こし，てんかんや二次性痙攣が否定されるものをいい，妊娠高血圧症候群の重症型に分類されている。全分娩の0.03～0.04％とされ，発症時期により，妊娠子癇，分娩子癇，産褥子癇に分けられるが，分娩子癇が40～70％を占める。子癇の前駆症状で最も頻度が高いのは頭痛で，80％以上にみられる。次いで視覚異常が40～50％に，右上腹部・心窩部痛が20％とされるが，前駆症状を伴わず発症する例もある。

子癇発作に先行して高血圧を認めない例も半数ほどあるといわれており，直前に急速に高血圧や尿蛋白を呈する妊婦は子癇のハイリスクと考えられ，注意が必要である。

発作は意識消失，眼球上転から全身性強直性痙攣を経て，間代性痙攣に移行する。通常数分で痙攣は弱まり，昏睡に陥る。軽症例は意識回復し可逆性に経過するが，重症例は痙攣発作を重積する。まず，医師を緊急要請し，ほかの医療スタッフも集めつつ並行して，**表2**のごとく対処を開始する。胎外保育が可能な週数であれば，痙攣発作が落ち着いた時点で，帝王切開などにて急速遂娩を行う。分娩後は，痙攣発作の再発，DIC，肺水腫，急性腎不全などに注意し厳重に管理を行う。

子癇による母体死亡はまれではあるが，遅れて脳卒中と判明する場合もあるため注意を要する。

●HELLP症候群

「第3章分娩期―上腹部痛・嘔吐」（P.99～100）を参照。

表2　子癇発作時の対処法

1. マンパワー確保
2. バイタルサインの測定
3. 血管確保
4. ジアゼパム®10mg静注
5. 気道確保（エアウェイ，バイトブロック）
6. 酸素投与
7. 胎児モニターの装着
8. 発作が消失しなければ
   - 硫酸マグネシウム（マグネゾール®）4gを15〜20分かけて静注
   - その後1〜2g/時間で点滴静注
9. 母体高血圧（160／110mmHg以上）が続くようであれば，降圧治療を開始
   ニカルジピン®により高血圧軽症域に管理する

●脳卒中

　わが国の妊産婦死亡原因の上位を占めており，特に診断時期が遅れると死亡率が上昇するため，迅速な診断と対応が必要である。脳卒中は，出血性脳血管障害（脳出血・くも膜下出血）と虚血性脳血管障害（脳梗塞・脳静脈血栓症）に分かれるが，日本は欧米と異なり，出血性脳血管障害の方が虚血性脳血管障害より多い。妊娠期，分娩期，産褥期で比較すると妊娠期に多く，続いて産褥期，分娩期が最も少ない。脳出血（脳実質内出血）は，くも膜下出血や脳梗塞と比較して死亡率が高く，予後不良例も多い。特に，HELLP症候群や妊娠高血圧症候群を合併している例は予後が悪く，注意が必要である。前述した子癇として対応していても神経症状が持続する場合は，早急に脳神経外科の応援を依頼する。診断には画像検査（CT，MRI）が必須であり，脳血管障害と診断された場合には，原則，母体の救命を優先させ，脳外科的治療の必要性を検討する。

● てんかん

　てんかんの女性は妊娠前に診断されていることが多く，神経内科医と連携のうえ周産期の管理を行う。妊娠そのものは発作コントロールに影響しないが，陣痛は発作誘発のリスクであり，２〜５％の女性で分娩進行中に発作が起こる。発作は数分程度で自然に停止するが，発作を止めるには，ジアゼパム®の静脈投与が勧められている。ジアゼパム®を使用した場合には，その後１時間程度は胎児の基線細変動が消失することがあり，観察が必要である。てんかん合併女性で妊娠高血圧症候群の合併がなければ，痙攣発作時はまずはてんかん発作と考える。逆に，子癇，脳卒中を含め，ほかの痙攣発作の疾患が否定的であれば，神経内科医の診察を検討する。

● 羊水塞栓症

　頻度は10万分娩に７〜８例とまれではあるが，ひとたび発症すれば急速に重篤な経過をたどり，母体死亡率は60〜80％と高率である。1989〜2004年におけるわが国の妊産婦死亡（剖検例）の原因疾患として，羊水塞栓症が24.3％と最多であった。

　病因としては，羊水成分が母体循環系へ流入し，塞栓あるいはアナフィラキシー反応が発生することによると考えられている。羊水塞栓症は破水を契機に発症することが多く，帝王切開や圧出，吸引，鉗子分娩での発症率が高い。病型として，次の２つに分類される。

①**心肺虚脱型**…突然に呼吸困難，胸痛，不穏状態が出現し，痙攣，チアノーゼ，呼吸困難，ショック状態を呈するもの

②**DIC型（子宮型）**…弛緩出血などサラサラした大量出血を起こし，急激に産科DICに陥るもの

　いずれもショック状態，大量出血により意識レベルが低下する。

分娩1期，2期の発症では，過強陣痛，下腹部痛を伴う原因不明のモニター異常（胎児機能不全の所見）から気づくことが多い。胎児因子・臍帯因子・胎盤因子では説明できない胎児機能不全は，注意が必要である。

診断には上記臨床症状，所見のほか，母体血Sialyl Tn（STN），亜鉛コプロポルフィリン測定が診断補助になる。治療は，呼吸・循環管理と，発症早期からの抗DIC治療が重要である。

● 水中毒

まれではあるが，オキシトシン点滴中に水中毒となり，意識障害，痙攣発作，嘔吐，錐体外路症状を呈することがある。

● 糖尿病性ケトアシドーシス

糖尿病性ケトアシドーシスは，インスリン作用の絶対的または相対的不足により生じる高度の代謝失調状態であり，1型，2型糖尿病だけでなく，まれに妊娠糖尿病でも発症し，また数日間でケトアシドーシスを伴って発症する劇症1型糖尿病（妊婦に発症しやすい）もある。全身倦怠感，多飲・多尿，口渇などの症状に加えて，体重減少，悪心・嘔吐，腹痛，呼気のアセトン臭などを呈する。処置が遅れると母児の生命予後が悪化するため，忘れてはならない疾患である。

参考文献
1) 日本産科婦人科学会，日本産婦人科医会：産婦人科診療ガイドライン産科編2014，日本産科婦人科学会事務局，2014.
2) 周産期医学編集委員会編：周産期診療指針2010，東京医学社，2011.
3) 村田雄二編：産科合併症 改訂2版，メディカ出版，2013.
4) 竹田省編：産科救急ハンドブック，総合医学社，2010.
5) 医学書院編：産婦人科当直医マニュアル 慌てないための虎の巻，臨床婦人科産科2013 増刊号，医学書院，2013.
6) 診断と治療社編：産婦人科救急マニュアル，産科と婦人科2011 増刊号，診断と治療社，2011.

〈洲脇尚子〉

胸痛 のドクターコール

📵 ダメなドクターコール

❶39週の経産婦さんが分娩進行中で現在8cmですが，突然胸痛を訴えています。診察をお願いします。

なぜこれがダメなの？

分娩前後の胸痛では，まずは羊水塞栓症を疑う必要があります。羊水塞栓症は発症早期の死亡率が高く，即座に初期対応を開始しなければ母児に致命的となる確率が高い救急疾患です。羊水塞栓症を疑うほかの症状，所見があるのかどうかも確認し，医師に明確に伝えることでより緊急性が伝わります。

📳 よいドクターコール

❶39週の経産婦さんが分娩進行中で現在8cmですが，**破水後に突然胸痛と呼吸困難**を訴えています。**意識も混濁**しています。**大至急分娩室に来てください。**

分娩期に突発的な胸痛を来す場合は，発症早期の死亡率が高い疾患である可能性が高いです。特に羊水塞栓症をはじめとする産科ショックでは，初期対応と並行してマンパワーを確保すること，可及的早急にICUへ移動させ，集中管理を開始することが重要です。

即座に母体の全身状態を観察し，医師を緊急要請しましょう。家族への連絡も重要です。羊水塞栓症と考えられた場合，まずは母体の救命措置を優先する必要があります。母体の全身状態がある程度

安定した時点で，児の評価，分娩経過の評価を行い，帝王切開分娩または鉗子・吸引分娩を検討します。

☑ 観察項目と報告内容

　緊急時は観察項目にとらわれることなく，マンパワーの確保を優先する。

🏷 **バイタルサイン**　まず意識，呼吸，脈を観察し，バイタルサインをチェックする。
　血圧は左右差，上下肢の差がないか確認する（急性大動脈解離）。

🏷 **自覚症状**　胸痛の部位や特徴，放散痛の有無を確認する（**表1**）。陣痛の状態，破水の有無を確認する。

表1　各疾患の胸痛の特徴

- **心筋梗塞**…30分以上続く左前胸部痛，胸骨中央部の激しい絞扼感，左肩，左腕への放散痛
- **狭心症**…短時間持続する（2〜3分）突然の左前胸部痛，胸骨中央部の激しい絞扼感，左肩，左腕への放散痛，亜硝酸薬が著効
- **心筋炎・心外膜炎**…鋭い前胸部痛，心筋梗塞の痛みに類似
- **周産期心筋症**…呼吸困難，全身倦怠感，動悸，浮腫，時に胸痛
- **肺血栓塞栓症**…呼吸困難を伴う胸痛
- **羊水塞栓症**…呼吸困難を伴う胸痛，意識障害を伴うことが多い，分娩前後で発症しDICを伴う
- **急性大動脈解離**…激しい胸背部痛が急激に発症し持続，疼痛部位が移動
- **気胸**…呼吸困難を伴う突然の一側性の胸痛

🏷️**随伴症状** 冷や汗を伴えば重篤な疾患を疑う。
🏷️**妊娠週数**
🏷️**妊婦健診の経過**
🏷️**リスク因子の有無**
　①肺血栓塞栓症…長期臥床，血栓症の家族歴・既往歴，血栓性素因，高齢，肥満，多胎，巨大児，習慣性流産，胎児発育不全，常位胎盤早期剝離，妊娠高血圧症候群など
　②羊水塞栓症…破水を契機に発症することが多い。帝王切開分娩，圧出，吸引，鉗子分娩，頸管裂傷，子宮破裂，前置胎盤，常位胎盤早期剝離，子癇，羊水過多など
　③心筋梗塞や狭心症…高齢，喫煙者，高脂血症，糖尿病など

🏷️**既往歴** 肺血栓塞栓症の既往は，その最大のリスク因子である。心筋梗塞や狭心症は，反復性があるため既往の有無が重要となる。

🏷️**内診所見** 急速遂娩が必要な場合が多く，経腟分娩ですぐに児を娩出可能か，帝王切開が必要かどうかを判断する。

🏷️**モニター所見** 急性期は連続モニターとする。胎児機能不全の早期発見につながるだけでなく，心音異常が母体の重症化に先行することがあるため，母体の状態を反映することがある。

🩸分娩期に胸痛を来す疾患

　分娩期の胸痛では，羊水塞栓症，肺血栓塞栓症，心筋梗塞や狭心症，急性心筋炎・心膜炎，急性大動脈解離など緊急処置を要する疾患を鑑別し，迅速な初期治療を開始するとともに，各専門医と連携をとることが重要である。

　胸痛を訴える患者に遭遇した場合，まずバイタルサインをチェックする。意識がない，呼吸をしていない，脈がない場合は，超緊急

事態であり，医師を含め即座に人を集め，心肺蘇生を開始する．妊婦の心肺蘇生の注意点としては，胸骨圧迫は胸骨中心より上方で行うこと（妊婦は横隔膜が挙上しているため），子宮による下腿静脈と大動脈への圧迫を解除するため，毛布などを背中の右側に入れるか，用手的に子宮を左によせることである．

突然の激烈な胸痛・背部痛や，バイタルサインに異常のある場合（呼吸促迫，起座呼吸，血圧低下，頻脈，徐脈など）は緊急事態であり，医師を含めマンパワーを確保し，心電図とパルスオキシメーターを装着し，いつでも心肺蘇生ができる準備をする．

胸痛の程度，部位，放散痛の有無，随伴症状（冷や汗を認めたら重篤な疾患を疑う），既往歴などを聴取することで，ある程度原因疾患の推測ができる（**表1**）．

● 羊水塞栓症

詳細は，「第3章分娩期─痙攣発作・意識障害・頭痛」（P.114〜115）を参照．

また，診断には上記臨床症状，所見のほか，母体血Sialyl Tn（STN），亜鉛コプロポルフィリン測定が診断補助になる（血清を2〜3mL遮光保存しておく）．治療は，呼吸・循環管理と発症早期からの抗DIC治療が重要である（**図1**）．

現在でも胎児，母体ともに死亡率が極めて高い疾患であるので，疑われた場合は直ちに家族への連絡をとるとともに，マンパワーの確保，高次医療機関への搬送や初期対応と全力を尽くす．

● 肺血栓塞栓症

突発する呼吸困難を伴う胸痛で発症する．安静解除直後の初回歩

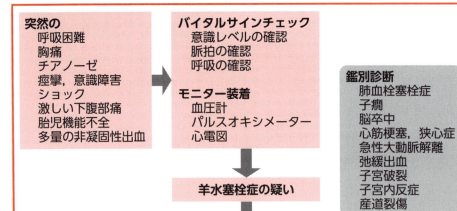

図1　羊水塞栓症への対応

行時などに多く，重症例は急性呼吸循環不全を呈するため死亡率が高い。Dダイマーの異常高値を伴う。心電図，心エコー，血液検査，（CT検査）にて評価を行う。分娩前，帝王切開分娩前にリスク因子の評価を行い，予防対策（早期離床，弾性ストッキング，間欠的マッサージ，抗凝固療法）を講ずることが重要である。

　最も基本的な治療は抗凝固療法（ヘパリン）であり，治療開始が遅れると致命的となる場合がある。特に禁忌がなければ，本疾患を疑った時点で開始する。重症例では発症早期にショックに陥るため，まずはマンパワーを確保し，必要に応じて救命処置，昇圧剤投与，経皮的心肺補助（PCPS）などの治療を行いつつ診断を進めていく。

● 周産期心筋症

　妊娠後期から分娩後数カ月に発症する心筋疾患で，拡張型心筋症と同様の病態を呈し心不全を起こす。呼吸困難，全身倦怠感，動悸，浮腫，時に胸痛を認める。リスク因子として，多胎，高齢，高血圧，妊娠高血圧症候群，切迫早産の治療が挙げられている。

● 心筋梗塞・狭心症

　妊娠可能年齢の女性において虚血性心疾患はまれではあるが，近年，高齢妊娠の増加やライフスタイルの変化に伴い増加傾向にある。また，子宮収縮薬による冠攣縮も報告されている。**表1**に示したような症状と心電図所見で本疾患を疑い，迅速に循環器科医と連携を図る。

● 急性大動脈解離

　妊婦にはまれながら急性大動脈解離を起こすことがあり，特にMarfan症候群の患者は妊娠後期や産褥期に発生することが多いといわれている。**表1**のような症状と血圧の左右差などにより，本疾患を疑うことが重要である。

　他科疾患の詳細は，各専門書を参照されたい。

参考文献
1）日本産科婦人科学会，日本産婦人科医会：産婦人科診療ガイドライン産科編2014，日本産科婦人科学会事務局，2014.
2）周産期医学編集委員会編：周産期診療指針2010，東京医学社，2011.
3）竹田省編：産科救急ハンドブック，総合医学社，2010.
4）医学書院編：産婦人科当直医マニュアル 慌てないための虎の巻，臨床婦人科産科2013 増刊号，医学書院，2013.
5）妊産婦死亡症例検討評価委員会，日本産婦人科医会：母体安全への提言2011. http://www.jaog.or.jp/all/document/botai_2011.pdf

（洲脇尚子）

第4章
産褥期

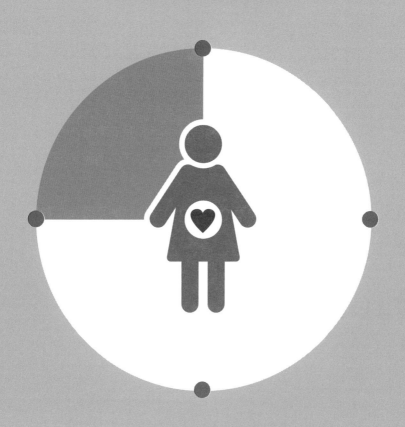

出血 のドクターコール

🚫 ダメなドクターコール

❶産後の方の出血が多いので，診察に来てください。血圧は110です。
❷うちでお産された方から血の塊が出たみたいで連絡がありました。様子をみてもらってよいでしょうか。

なぜこれがダメなの？

❶の場合 どのくらいの出血量なのか，バイタルサイン，その他時間経過などがはっきりしません。産後の出血は非常に量が多くなり，命にかかわることがあります。バイタルサインは必ず確認し，一緒に報告した方がよいでしょう。

その他分娩時の状況（子宮筋腫合併や巨大児であったか）はどうであったのか，現在の子宮の収縮はどうかなどの情報もあった方がよいでしょう。

❷の場合 いつ頃出産した方で，どういった症例であったかも分かりません。

📱 よいドクターコール

❶1時間前に経腟分娩された方で筋腫があります。分娩時の出血量は500gで，産後1時間でさらに出血が300gあります。血圧は110／78mmHgで脈拍は80です。子宮収縮も悪いのですぐに診察に来てください。
❷3週間前に当院で分娩された方で，胎盤用手剥離をしていたようです。塊が出たみたいで，その後も出血が続いているようです。

痛みなどはないようです。これから来院していただいてよろしいでしょうか。

❶の場合 筋腫があり，子宮収縮が悪いことが考えられます。出血がすでに500mLを超えており，血圧は保たれていますが頻脈であり，産科危機的出血となる可能性があり早急に対処が必要です。バイタルサインの報告や細かい観察が重要と考えます。

❷の場合 胎盤用手剥離を行っており，遺残胎盤の可能性があります。遺残胎盤では突然大出血を起こすことがあり，通常よりも多く出血が続いている場合は，一度診察をした方がよいでしょう。

　出血量が多くバイタルサインに異常がある場合はすぐに人を集め，酸素投与，血管ルート（2カ所以上，20G）を確保し外液の輸液を行います。血圧，脈拍は持続モニタリングし，尿道バルーンカテーテルを留置して尿量を観察しましょう。

☑ 確認項目と報告内容

- **分娩時出血量と時間経過**
- **バイタルサイン（頻脈，低血圧，乏尿），shock index（繰り返し観察する）**
- **子宮収縮の程度，どこからの出血かどうか**
- **分娩時の状況**　巨大児，分娩時間の異常，胎盤用手剥離
- **合併症**　子宮筋腫合併，羊水過多，多胎妊娠，妊娠高血圧症候群，前置胎盤など
- **ルート確保・採血**　2カ所以上，輸血可能な留置針で確保する。

DICの診断や，すぐに輸血が必要になる場合があるため，血算・生化学以外に凝固・クロスマッチも採血しておく

💬 産後出血の原因

● 弛緩出血

日常臨床でしばしば遭遇する。分娩後に何らかの原因で子宮収縮が不十分になると，胎盤剝離面の血管が圧迫されず出血量が多くなる。出血量が多くなると，ショックや凝固因子が消費され出血性のDICとなり重篤化するため，早期に診断治療を開始する。双合圧迫，子宮底マッサージ，バイタルサインのモニタリングなどを行い，医師の指示に従って子宮収縮薬投与，バルーン留置，輸血ルート確保などを行う。

● 子宮腔からの出血

①胎盤遺残

付着胎盤，癒着胎盤で胎盤が剝離しない場合や，剝離した胎盤が子宮内に遺残する場合がある。子宮が収縮できないため出血が多くなる。胎盤の一部が遺残し胎盤ポリープとなり，数週間後に大量出血することがある。

②子宮内反症

子宮底部が子宮腔内に陥入・反転し，子宮内膜面を外側にして腟内外へ脱出する状態。原因の大半は人為的操作（乱暴な臍帯牽引や胎盤用手剝離など）が誘因となって発症するが，適切な取り扱いをしても発症することがある。胎盤剝離前後に突然の下腹部痛，大量の性器出血，ショック症状がみられる。

診察では，子宮口あるいは腟口から脱落面が暗赤色腫瘤として認めることがある。また，腹壁からは臍高付近に子宮底が触知できない。時間が経てば出血量も多くなるため直ちに整復を行うが，麻酔下に行わないといけないこともある。子宮収縮薬の使用はかえって内反を悪化することがあり，注意が必要である。

③子宮破裂

　帝王切開既往，筋腫核出術後，鉗子吸引分娩，CPD，多産，感染などがリスク因子となる。

● 子宮腔外からの出血

①頸管裂傷

　過強陣痛や吸引鉗子分娩による急激な頸管の伸展，巨大児・反屈位などで頸管の過度な伸展，軟産道強靱で伸展不良あるいは瘢痕で脆弱な頸管，機械的な外傷などがある。出血は児娩出直後からみられ，子宮収縮がよいにもかかわらず鮮紅色で持続的である。大きな腟鏡をかけ，直視下に頸リス鉗子で頸管を牽引し出血部位を確認する。

②腟壁裂傷

　頸管裂傷の原因と共通。腟下部3分の1と腟上部3分の1に生じやすい。鉗子分娩などの産科処置に伴って発生する裂傷は深いことが多く，出血が多量で急速に出血性ショックとなることがあり迅速な診断と縫合処置が必要である。

③切開部からの出血

● 子宮型羊水塞栓

　臨床的羊水塞栓症で肺に羊水成分を認めず，子宮に子宮弛緩症と

図1 産科危機的出血への対応フローチャート

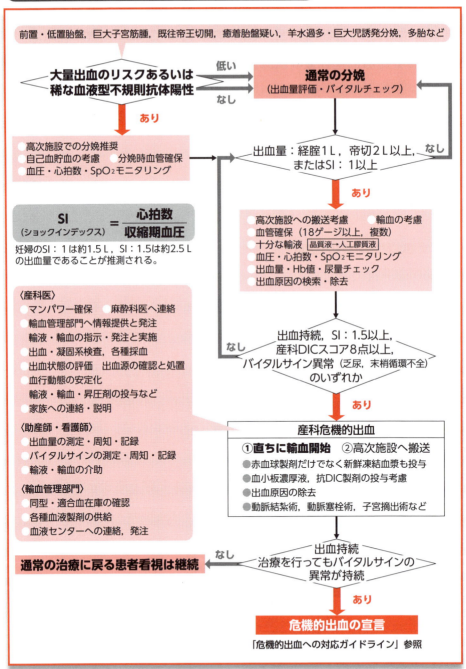

一般社団法人日本周産期・新生児医学会：産科危機的出血への対応ガイドライン

表1 産科危機的出血となる分娩時出血量

	経腟分娩	帝王切開
単胎	800mL	1,500mL
多胎	1,600mL	2,300mL

(日本産科婦人科学会周産期委員会，253,607分娩例，2008年)※帝王切開時は羊水込み。
一般社団法人日本周産期・新生児医学会：産科危機的出血への対応ガイドライン

子宮血管に羊水成分を認める。羊水が子宮へ流入し補体の活性化，キニンの大量産生が子宮を中心に起こり，子宮は強く浮腫状となり重症な弛緩出血・DICとなる。早期にショック・DICへの対応が必要であり，高次施設での集中管理が必要である（第3章分娩期―痙攣発作・意識障害・頭痛「羊水塞栓症」〈P.114〉を参照）。

💬参考　shock index（SI：ショックインデックス）

　急性の出血の場合，血圧は100以上あっても循環血液量を保つために心拍数が上昇する。ショックインデックスは出血量を反映する。SIが1以上の場合，喪失した循環血液量とだいたい一致する（表1）。

　SIが1.5以上，産科DICスコア8点以上となれば，「産科危機的出血」（図1）として直ちに輸血を開始する。一次施設であれば，高次施設への搬送が望ましい。

引用・参考文献
1) 一般社団法人日本周産期・新生児医学会：産科危機的出血への対応ガイドライン
http://www.jspnm.com/topics/data/topics100414.pdf（2015年3月閲覧）

（関野　和）

下腹部痛 のドクターコール

📵 ダメなドクターコール

❶先ほど分娩された方ですが，会陰部の痛みが強いみたいです。痛み止めを処方してよいでしょうか。

❷帝王切開後の方がおなかの痛みを訴えています。傷の方をみてもらってもよいでしょうか。

なぜこれがダメなの？

❶の場合 分娩の状況がどうであったか，切開縫合をしたのかなど情報が少なく判断ができません。バイタルサインや分娩時の状況や診察所見なども，もう少し詳しく報告した方がよいでしょう。

❷の場合 どの程度の痛みなのか，発熱や創部の状態など，ほかの症状や観察した状態がどうだったのかこれだけでは分かりません。

📳 よいドクターコール

❶先ほど急速に分娩が進行して出産された方ですが，お尻の方の痛みが強くなっているみたいです。出血量はそれほど多くないのですが，外陰部が少し腫れてきているようです。痛みのためか少し頻脈になってきています。一度，診察に来てください。

❷破水後に帝王切開となった術後4日目の方です。後陣痛が強くて痛み止めを内服してもらっていますが，疼痛が強く授乳に行くのが大変なようです。37℃後半の発熱があります。創部周囲も少し赤いようですので，一度診察に来てください。

❶の場合 会陰部の痛みの場合は腟壁血腫のことがあり，腟壁血腫では急な貧血進行や組織の壊死などが起こることもあるため，早急な対応が必要です。増強する疼痛や排便感などがある場合は，早めに診察してもらった方がよいでしょう。また，出血が後腹膜の方に広がることもあり，その場合は会陰部の観察では分かりません。血腫が大きくなると，血圧や脈拍なども変化することがあります。

❷の場合 帝王切開後の痛みでは，術後すぐであれば再出血，腹腔内出血の可能性を，日数が経過しているのであれば血腫や感染（創部感染，子宮内膜炎，膿瘍など）を起こしている可能性があり，注意が必要です。特に，前期破水や絨毛膜羊膜炎などがあり帝王切開となる場合は，リスクと考えられます。また，痛み止めを内服していると発熱もマスクされてしまうこともあるので，痛み止めの内服状況，内服直前の体温なども一緒に報告するとよいでしょう。

☑ 確認項目と報告内容

- **バイタルサイン** 体温，血圧，脈拍数，呼吸数，術後であれば尿量など
- **分娩時の状況** 前期破水，母体発熱，巨大児，分娩時間の異常，胎盤用手剥離の有無など
- **診察** 外陰部や腟鏡診で血腫の有無，痛みの程度，創部の観察，腹膜刺激兆候の有無
- **現在行っている対症療法** 解熱鎮痛薬の使用の有無など

🩸 産褥期に下腹部痛を来す疾患
● 腟外陰血腫

　難産，機械分娩，急な分娩の進行などがリスク因子とされる。原因ははっきり分かっていないが，会陰縫合の不完全という場合は少なく，児頭と産道とがこすれて腟筋層内やその周囲の動脈が損傷を受け，そこから出血すると想定されている。分娩後数時間以内の外陰疼痛や排便感は，初期サインになる。血腫が大きくなると貧血が進行し，ショックとなることもあるため，バイタルサインの確認も重要である。

　治療は，血腫が小さければ保存的に経過観察可能であるが，大きければ手術室での外科的処置が必要である。時間が経つと，血腫の周囲組織が壊死に陥ることがあるため，産後数時間以内に増強する強い痛みや排便感などを認めた場合は，鎮痛薬の投与のみで対応せず，診察など早めの対応が必要である。まれに後腹膜へ血腫が進展する例があり，その場合は開腹止血や動脈塞栓術が適応となることがある。

● 腹腔内出血

　帝王切開後の再出血や，経腟分娩でも子宮破裂となり腹腔内に出血していることがある。子宮破裂などでは激痛となり，バイタルサインも大きく変動する。腹腔内に出血があると腹痛があるが，術後に硬膜外麻酔など疼痛管理を行っていると分かりにくい。出血が外に出ないため気づきにくいが，腹腔内への出血が多くなると頻脈や低血圧，尿量が少ないなどバイタルサインの変化があるのでちょっとした変化に着目する必要がある。

　高次施設への搬送や開腹手術が必要となる。

● 産褥熱（子宮内膜炎, 続発した骨盤内感染）

　産褥熱の定義は分娩終了後24時間以降, 産褥10日間以内に2日間以上38℃以上の発熱が続く場合とされている。リスク因子としては帝王切開, 前期破水, 産道損傷, 絨毛膜羊膜炎, 羊水混濁, 低栄養, 肥満, 糖尿病などがあり, 特に帝王切開では発症率が経腟分娩の10倍とされている。縫合糸, 縫合部位の筋層の阻血, 壊死, 血腫の存在が原因と考えられる。起因菌は子宮頸管, 腟, 外陰部, 消化管内の常在筋であることが多く, 単一の菌ではなく血腫や壊死組織などに複数の細菌が混合感染を起こすのが一般的である。発熱に加えて, 悪臭を伴う悪露を認めることもある。

　多くは抗菌薬で改善するが, 炎症が子宮筋層炎へ波及すると, さらに子宮傍結合組織へ伸展し腹膜炎, 骨盤内膿瘍となる。適切な抗菌薬使用にもかかわらず2, 3日以内に症状が改善しない場合はCT検査を行い, 外科的治療も考慮する必要がある。

● 後陣痛
● 創部感染, 子宮内膜炎, 骨盤膿瘍
● 腸閉塞

（関野　和）

上腹部痛のドクターコール

📵 ダメなドクターコール

❶ 3時間前に経腟分娩した方が心窩部を痛がっています．胃薬を飲んでもらってよいでしょうか．

なぜこれがダメなの？

産後に上腹部痛を訴えることは少ないかもしれませんが，安易に胃炎などと考えずに，既往やその他の症状も気にかけるようにしましょう．また，妊娠中や分娩時の状況の報告も必要です．

📱 よいドクターコール

❶ 3時間前にクリステレルで経腟分娩された方が，心窩部痛を訴えています．突然痛くなったようです．分娩中から血圧が145／85mmHgと少し高めでした．胃潰瘍の既往があるようです．一度，診察に来てください．

☑ 確認項目と報告内容

　上腹部・心窩部の痛みの場合，必ずしも消化器疾患とは限らず，心筋梗塞や肺血栓塞栓症，大動脈解離のような胸部の緊急疾患のこともあるため，必ずバイタルサインや呼吸状態の確認が必要である．また，HELLP症候群や急性妊娠脂肪肝などはまれであるが，産科DICを併発し重篤化するため，早期の対応が必要となる．採血をしなければ分からないことが多いので，安易に胃炎などと判断せ

ず医師に適切に報告する。

- **バイタルサイン** まず意識，呼吸，脈を観察し，バイタルサインをチェックする
- **自覚症状** 痛みの部位や程度，放散痛の有無を確認する
- **その他の症状** 嘔気，嘔吐，頭痛，放散痛，下腿浮腫など
- **妊娠，分娩中の経過** 妊娠高血圧症候群の発症の有無，血圧の変化，浮腫，急激な体重増加有無，クリステレル圧出法を行ったかなど
- **既往，リスク因子** 長期臥床，既往歴（高脂血症，消化性潰瘍，膵炎，胆石など）

産褥期に上腹部痛を来す疾患

産褥HELLP症候群

妊娠高血圧症候群に併発して起こることが多いが，妊娠中や分娩時に妊娠高血圧症候群と診断されていない場合やなくても発症することがある。DIC，多臓器不全と重篤化するため，産後に右上腹部痛，心窩部痛，嘔気・嘔吐などの訴えがある場合は必ず念頭におく必要がある。

腸閉塞

帝王切開後の麻痺性イレウスや妊娠高血圧症候群では，腸管の浮腫あるいは硫酸マグネシウムの投与による蠕動の低下が原因で腸閉塞となることがある。

● クリステレル圧出法による臓器損傷, 肋骨骨折

　クリステレル圧出法や帝王切開時の腹部圧迫の際に, 肋軟骨を損傷することがある。また, まれではあるが肝損傷を伴うことや, 肝破裂の発見が遅れ, 母体死亡となったケースの報告もある。

● 消化性潰瘍, 急性膵炎, 胆石・胆囊炎などの内科疾患

　妊娠すると胃酸があがりやすく, 分娩時も空腹となり強いストレス下にさらされるため, 消化性潰瘍発症の可能性がある。既往や妊娠分娩時の症状などが参考となる。また家族性高脂血症や肥満, 既往がある場合では急性膵炎も鑑別にあがる。急性膵炎では重篤化するため, 早期に内科へコンサルトし診断治療が必要となる。採血でアミラーゼ高値や炎症所見の確認やルート確保, 尿量測定が必要である。詳細は内科の専門書を参照されたい。

💬 参考

● 産褥HELLP症候群

　妊娠高血圧症候群の10～20％に起こり, 溶血 (Hemolysis), 肝酵素上昇 (Elevated Liver enzyme), 血小板減少 (Low Platelets) などを主張とする症候群。妊娠17週以降から産褥1週間に発症する。30％は分娩後に発症し, 分娩後数時間～7日までに発症する(ほとんどは48時間以内)。母体にDIC (20％に併発する) や急性腎不全, 肺水腫, 肝被膜下血腫を来す重篤な疾患である。

　妊娠高血圧症候群が軽症でも発症する。蛋白尿を伴わず, 正常血圧でも10～20％に発症することがある。

　初発症状として右上腹部痛, 心窩部痛, 嘔気・嘔吐などの症状が

ある。数日前から消化器症状を訴えている症例も多い。

〈診断基準〉

肝機能検査；血清AST（GOT）値 70IU/L以上, 血清LDH値 600IU/L以上

溶血；血清間接ビリルビン値 1.2mg/dL以上や病的赤血球の出現

血小板減少；血小板数10万/mm³以下

＊妊娠高血圧学会では上記診断を満たさなくても，下記基準を1つ以上満たす場合（partial HELLP）はHELLP症候群の発症を警戒し注意を喚起している。

溶血	血清間接ビリルビン値，血清LDH値が各施設の正常域を超えて高値の場合
肝機能	血清AST，LDH値が各施設の正常域を超えて高値の場合
血小板減少	血小板数＜15万/mm³の場合
その他	血中アンチトロンビン活性が正常値の80％未満，ハプトグロブリン値が低下（＜25mg/dL）した場合。ただし検査値は経時的変化が重要

＊心窩部痛，肝腫大，腹膜刺激症状が持続する場合にはCT，MRI検査による肝梗塞，血腫，破裂などの画像診断も必要。

＊根本的な薬物療法はないが，妊娠高血圧症候群に合併することが多く，高血圧の管理，硫酸マグネシウムによる子癇予防，輸血など抗DIC治療を行う。

〔関野　和〕

発熱のドクターコール

📵 ダメなドクターコール

❶帝王切開後4日目の方ですが，熱があります。

❷産後の2日目の方が，昨日の夜から熱と咳があるみたいです。授乳もあるので，解熱剤と感冒薬で対応してよいでしょうか。

なぜこれがダメなの？

❶，❷ともに情報が少なく，何度の熱があるのか，いつからどれくらい続いているのか，重症感があるのか全く伝わりません。

❶の場合 なぜ帝王切開となったのか，腹痛などほかの症状がどうなのかをもう少し詳しく知りたいです。

❷の場合 単なる感冒として取り扱ってよいのかを決定するには，情報が少なすぎます。

📱 よいドクターコール

❶破水で入院し緊急帝王切開となった術後5日目の方ですが，熱が続いています。術後から微熱があり昨日の深夜，今日の午後に39℃の発熱があります。悪露は特ににおいはなく，乳腺炎もありません。飲水はできているようですが，下腹部の痛みもあります。一度，診察をお願いします。

❷産後2日目の方ですが，昨日の夜から38.7℃の発熱があります。入院前から咳が続いているようです。息子さんも発熱で今，保育園を休んでいるそうです。授乳をしてもらっても大丈夫でしょうか。

❶の場合 前期破水での帝王切開では，感染のリスクが高いです。皮下や腹壁の膿瘍形成では微熱が続くだけで，症状が分かりにくいことも多いです。また，膿瘍形成では1日に1, 2回高熱を示すspike feverがみられることがあります。痛みや悪露，乳腺・創部の状態も観察するとよいでしょう。また，全身状態が急激に悪化することもあるため，注意が必要です。

❷の場合 産後の発熱は，必ずしも子宮に関連した発熱とは限りません。特に経産婦では，子どもが急性上気道炎やインフルエンザなどに感染していることがあり，潜伏期間もあるため，自分が感染していることに気づかないこともあります。流行期では，入院前や現在の接触者の状況も確認するようにしましょう。

☑ 確認項目と報告内容

🏷熱型，バイタルサイン いつから，何度の発熱か，どのように推移しているか，血圧や頻脈はあるのかについて確認する。

　膿瘍形成などがあると，1日に1回高熱が出るspike feverとなることがある。妊娠中・産後は通常よりも免疫が低下しており，敗血症など急速に重篤化することもあるため，血圧など全身状態にも注意する必要がある。

🏷その他の症状の有無 腹痛，感冒症状（咳，咽頭痛，痰），創部の状態，悪露の状態，食事摂取・飲水が可能か

🏷分娩方法や分娩時の状況 前期破水，母体発熱の有無

🏷解熱鎮痛剤等の使用状況 解熱鎮痛剤を内服していると，発熱がマスクされることがある。NSAIDsなどを内服している場合は必

ず内服した時間を記載し，内服直前の体温を確認するようにする。また，市販の総合感冒薬に解熱鎮痛剤が含まれていることもあるため，同時に内服薬についても確認する。

🏷️**接触者の状態**　人混みへの外出，家族の状況，面会者の体調などを確認する。

　インフルエンザなどの流行期には，家族内に発症がないかなどに注意する。特に入院して数日以内や，面会がある場合は感染している可能性がある。インフルエンザやRSウイルス，百日咳などの場合，大人では感冒症状だけであっても，新生児にかかると重篤化することがある。個室隔離や児の面会をしない方がよい場合もあり，注意が必要である。

🩸 産褥期の発熱の原因

- 産褥熱
- 術後感染（膿瘍形成）
- 急性期ウイルス感染症
- 急性化膿性乳腺炎
- 急性腎盂腎炎

💬 参考

● 産褥熱

　分娩時の性器損傷に細菌感染が起こり，分娩後24時間以降，産褥10日以内に38℃以上の発熱が2日間以上持続する場合と定義されている。

● 急性化膿性乳腺炎

　乳汁がうっ滞し発赤，腫脹，硬結，疼痛が生じた状態が乳汁うっ滞性乳腺炎で，これに細菌感染が加わると化膿性乳腺炎となる。まれに腫瘍を含めたほかの乳腺疾患などと鑑別が必要となる。初期対応を誤ると膿瘍を形成（乳腺炎の4〜11％）し，まれに重症化し敗血症性ショックなどとなることもあるため注意が必要である。

　化膿性乳腺炎の発症時期は産褥3週〜3カ月に多い。起因菌は皮膚の常在菌である黄色ブドウ球菌が多く，次いで連鎖球菌，大腸菌，嫌気性菌などがある。血液検査で白血球・CRPの上昇，超音波検査による基本構造の乱れを認める。膿瘍を形成すると波動を認めることがある。

　治療は合成ペニシリンやセフェム系，マクロライド系の抗菌薬投与で，48時間以内に症状は軽快する。膿瘍形成時には切開排膿が必要となる。抗菌薬投与下でも授乳を行うが，疼痛がひどい場合や乳汁に膿汁が混入している場合に，患側乳房は搾乳のみとすることもある。

〈関野　和〉

痙攣発作のドクターコール

📵 ダメなドクターコール

❶先ほど分娩された方が痙攣しました。今は止まっていますが，まだもうろうとしています。診察に来てください。

なぜこれがダメなの？

痙攣が起こった場合は呼吸状態，バイタルサインの確認が必要です。また，おさまっても次の痙攣が起こることがあり，早急に人を集めた方がよいでしょう。この報告では，緊急性もあまり伝わってきません。

📱 よいドクターコール

❶先ほど分娩された方が痙攣しています。すぐに来てください。今痙攣は止まりましたが，意識レベルは低く会話が困難です。酸素投与下でSpO₂ 96％，血圧180／120mmHgです。妊娠中は特に何もありませんでしたが，分娩時血圧が145／85mmHgとやや高めでした。てんかんの既往はありません。

分娩後に子癇発作が突然起こることがあります。痙攣発作を発症した場合，痙攣時は母体救急処置を最優先し即座に医師とほかのスタッフを集め，バイタルサインのチェック，気道確保，静脈ルート確保，酸素投与を行いましょう。

妊婦健診や分娩時に問題がなくても，実は血圧が高くPIHを発症していたり，脳卒中を起こしていたりすることもあります。既往や家族歴の確認とともに，定期的に血圧を測定しましょう。

☑ 確認項目と報告内容

🔖 **バイタルサイン** 呼吸状態を確認し，気道確保，酸素投与，SpO_2・心電図モニター装着を行う．血圧は，発症後1時間以内は5〜10分おきの測定が望ましい．

🔖 **自覚症状** 子癇の前駆症状（頭痛，視覚異常，右上腹部痛，心窩部痛など）があったかどうかを確認し，脳卒中による痙攣の場合は，ほかの神経症状（顔面非対称，上下肢麻痺，言語障害，意識障害など）を伴うことが多い．高度の意識障害や神経学的異常所見がある場合は，非常に緊急性が高いと考える．羊水塞栓症では，突然に呼吸困難，胸痛，不穏状態などが出現し（心肺虚脱型），意識消失を伴うことが多い．

🔖 **妊娠，分娩の経過や使用薬剤** 妊娠高血圧症候群を発症していたか，分娩時の血圧はどうだったのか確認する．高血圧を認めていなくても尿蛋白のみや全身性浮腫，急な体重増加を認める場合は注意が必要である．オキシトシン投与後の水中毒による痙攣や薬剤性の痙攣もあるため，使用薬剤も確認する．

🔖 **既往歴** てんかん既往，高血圧，未破裂脳動脈瘤，脳動静脈奇形，家族歴など

☑ **リスク因子の有無**

①子癇…初産婦，若年妊娠，子癇既往，妊娠高血圧症候群，HELLP症候群，蛋白尿，双胎など

②脳卒中…高齢，妊娠高血圧症候群，HELLP症候群，慢性高血圧，喫煙，凝固異常など

③羊水塞栓症…帝王切開や圧出，吸引，鉗子分娩，頸管裂傷，子宮破裂，前置胎盤，子癇など

産褥期の痙攣の原因（表1）

産褥子癇

子癇発症時期は妊娠中17％，分娩中40％，産褥期43％といわれており，軽症PIHや妊娠中に指摘されていなかった症例でも発症する。頭痛，視覚異常，上腹部痛などの前駆症状を60〜75％に認めるが，子癇の38％は前駆症状を伴わない。通常数分で痙攣は弱まり，昏睡に陥る。軽症例は意識回復し可逆性に経過するが，重症例は痙攣発作を重積する。脳卒中へ移行することもある。可能な状況であれば，頭部CTによる脳出血除外診断を行う。

子癇発作時は抗痙攣薬を投与し，再発予防のため硫酸マグネシウムの持続投与を行う。子癇発症後は血圧が不安定になり，重症高血圧が再燃し，子癇の再発をみる場合がある。血圧が160／110mmHg以上の場合は，降圧薬を開始する（降圧目標は140／90mmHg）。

表1 妊産婦痙攣の原因疾患

てんかん
脳卒中：脳出血，脳大動脈瘤または脳動静脈奇形の破裂，脳梗塞，脳静脈洞血栓，低酸素脳症，脳血管腫
子癇
先天性脳障害
感染性脳症（細菌性，ウイルス性，寄生性，結核性）
外傷
脳腫瘍（原発性，転移性）
肝／腎不全
代謝異常：低血糖，低ナトリウム血症，高浸透圧，低カルシウム血症
薬剤性
血栓性素因（抗リン脂質抗体症候群）
自己免疫異常：全身性エリテマトーデス，血栓性血小板減少性紫斑病

●脳卒中

　脳出血，くも膜下出血，脳梗塞，脳静脈洞血栓症などがあり，原因疾患として，脳動脈瘤，脳動静脈奇形，もやもや病などがある。強度な頭痛，意識障害，顔面麻痺，上肢麻痺，言語障害などの神経症状が痙攣発作消失後も認められる場合は，脳卒中を疑う。

　わが国の妊娠脳卒中全国調査では，出血性脳卒中の予後は悪く，脳出血の死亡率は26％（39例中10例）であった。PIH合併率は脳出血全例の26％であり，PIHは脳卒中のリスク因子である。妊娠関連脳卒中は，妊娠後期から産褥期に発症しやすい。

　脳卒中の診断には画像検査（CT，MRI）が必要であり，治療可能な時間には限界があるため，子癇として対応していても神経症状が持続する場合は，早急に脳神経外科の応援を依頼し，可及的早期に治療を開始する。

●てんかん

　大脳神経細胞の過剰な発射に由来する，反復性の発作を主徴とする慢性の脳疾患。妊娠前にほとんど診断がついており，抗てんかん薬を内服している。分娩所要時間が長くなると抗てんかん薬の服薬を忘れていることがあり，また疲労や睡眠不足が発作誘因となることがあるため注意が必要である。

　てんかん発作が起こった場合は一般的な治療と同様に，ベンゾジアゼピン系薬剤（ジアゼパム®）の静脈投与が勧められている。抗てんかん薬は母乳への移行が種々の割合であるが，基本的に使用中も授乳は可能である。ベンゾジアゼピン系やバルビツール系の薬剤は半減期が長いため，新生児の状態を注意深く観察し離脱症状，傾眠，筋緊張低下，哺乳力低下などの症状に注意し，臨機応変に対応する必要がある。

〔関野　和〕

胸痛のドクターコール

📵 ダメなドクターコール

❶昨日帝王切開後の方が胸痛を訴えています。診察をお願いします。

なぜこれがダメなの？

　胸痛では，命にかかわるような緊急性のある疾患があります。必ずバイタルサインを確認し呼吸状態，冷汗の有無などを観察し，緊急性が伝わるよう報告しましょう。

📱 よいドクターコール

❶昨日帝王切開された方が，離床後しばらくして突然胸痛を訴えられました。意識はしっかりしていますが，呼吸苦がありSpO_2 85％です。すぐに来てください。

　産褥期は血栓症リスクが大幅に上昇する時期であり，帝王切開は血栓症のリスク因子の一つです。また肺血栓塞栓症，心筋梗塞，急性大動脈解離などは死亡リスクも高く，病態の急激な変化に注意が必要です。まずはバイタルサインを確認し，酸素投与を行いながら医師に早急に連絡しましょう。

　バイタルサインの異常や発症の仕方で緊急性が高いと判断した場合は，できるだけ人を集める必要があります。心電図モニター装着・ルート確保とともに，発症の仕方や痛みの部位・範囲，放散方向，既往，家族歴などが診断の助けとなりますので，余裕があれば情報を集めましょう。

☑ 確認項目と報告内容

緊急時は観察項目にとらわれることなく，マンパワーの確保を優先する。

🏷 **バイタルサイン** 呼吸状態，脈拍などバイタルサインを確認する。SpO_2・心電図モニターを装着し酸素投与を開始し，ルート確保を行う。突然心不全となることもある。血圧は余裕があれば左右差，上下肢の差がないか確認する（急性大動脈解離）。

🏷 **自覚症状** 胸痛の部位や特徴，放散痛の有無，呼吸苦などを確認する。

🏷 **随伴症状** 冷汗を伴えば重篤な疾患を疑う。また，下肢の腫れや左右差などを確認する。

🏷 **妊娠経過，分娩時の状況，分娩方法** 切迫早産などで長期臥床，子宮内感染，帝王切開術後はDVTのリスクとなる。

🏷 **既往歴** 肺血栓塞栓症の既往は，その最大のリスク因子である。心筋梗塞や狭心症は反復性があるため，既往の有無が重要となる。

🏷 **リスク因子の有無**

①肺血栓塞栓症…長期臥床，血栓症の家族歴・既往歴，血栓性素因，高齢，肥満，多胎，巨大児，習慣性流産，胎児発育不全，常位胎盤早期剥離，妊娠高血圧症候群など

②羊水塞栓症…破水を契機に発症することが多い。帝王切開分娩，圧出，吸引，鉗子分娩，頸管裂傷，子宮破裂，前置胎盤，常位胎盤早期剥離，子癇，羊水過多など

③心筋梗塞や狭心症…高齢，喫煙者，高脂血症，糖尿病など

🩸 産後に胸痛を来す疾患

● 肺血栓塞栓症

重症肺血栓塞栓症の死亡率は20〜30％とされている。妊産婦死亡原因の上位にも毎年はいっている。致死的となる肺血栓塞栓症は産褥期に多く（妊娠中30％，産褥期70％），産褥1日目の発症が最も多く，3日目までに全体の92％が発症している。

深部静脈血栓症のリスク因子をもつ患者が，以下のような症状を呈する場合に疑う。

①呼吸困難，突発する胸痛，ショックを伴う心肺停止
②軽い胸痛，息苦しさ，咳嗽，血痰など
③酸素飽和度の低下（SpO_2 90％以下，90〜95％でも要注意）
④歩行後や体位変換，排便・排尿時に発症

これらの症状が疑われたらすぐに酸素投与を行い，特に禁忌がなければ抗凝固療法（ヘパリン）を行い，高次センターやICUへ速やかに移送する。

● 急性大動脈解離

年間1〜2例の妊産婦死亡が報告されている。発症後の死亡率は1〜2％といわれており，発症から診断までの時間が予後に大きく影響するため，迅速な対応が必要となる。突然の激しい胸背部痛，疼痛部位の移動，冷汗があり，解離部位によっては頸部痛，嗄声，失神，腰痛・腹痛などがあることもある。特にMarfan症候群の患者は，妊娠後期や産褥期に発生することが多いといわれており，家族歴・高身長，水晶体亜脱臼，thumb sign，胸郭の変形，側湾症などの特徴がある場合は発症を疑う。

● 心筋梗塞・狭心症　　● 周産期心筋症
● 急性心筋炎・心膜炎　● 羊水塞栓症　　● 自然気胸

種々の疾患については，各専門書を参照されたい。

💬参考

分娩後のVTE危険因子（産科ガイドライン2014）を**図1**に，各疾患における胸痛・呼吸困難の特徴を**表1**に示す。

図1　分娩後のVTE危険因子〈産科ガイドライン2014〉

第1群
①VTE既往あり
②妊娠中にVTE予防（治療）のため長期間抗凝固療法が実施された

→ 分娩後抗凝固療法が必要（少なくとも産褥6週間の低分量ヘパリンによる予防）

第2群
①血栓性素因があり，第3群に示す危険因子を有している
②BMI＞40
③以下のような疾患を有する
　心疾患，肺疾患，SLE，がん，炎症性消化器疾患，多発関節症，ネフローゼ症候群，鎌状赤血球症

→ 分娩後抗凝固療法が必要（少なくとも産褥3日間以上）あるいは間欠的空気圧迫が必要

第3群
①以下の危険因子を2つ以上有している
　帝王切開，年齢≧35歳，肥満（BMI＞30kg/m²），経産回数≧3，喫煙，分娩前安静臥床が2週間以上，表在性静脈瘤が顕著，全身性感染，麻痺などの活動制限，産褥期の外科手術，妊娠高血圧腎症，分娩所要時間≧36時間，輸血が必要な分娩時出血，両親のいずれかにVTE既往

→ 分娩後抗凝固療法（少なくとも産褥3日間以上）あるいは間欠的空気圧迫を考慮

表1　各疾患における胸痛・呼吸困難の特徴

急性心筋梗塞	30分以上続く左前胸部，胸骨中央部の激しい絞扼感，圧迫感　冷や汗／顎・左肩・左腕・背中に放散することがある
狭心症	上記症状が短時間持続／漠然とした不快感／亜硝酸薬が著効する
心筋炎	鋭い前胸部痛で，心筋梗塞の痛みに類似／発熱に加えて脈の異常，心不全兆候
心膜炎	鋭い前胸部痛で，心筋梗塞の痛みに類似／仰臥位や深呼吸で増強
心筋症	初期は労作性呼吸困難や動悸。徐々に進行する心不全兆候
肺血栓塞栓症	呼吸困難を伴う胸痛（胸痛を訴えない場合も多い）初回歩行時，排便，体位変換時
羊水塞栓症	呼吸困難を伴う胸痛（分娩前後で発症し，ショックやDICを伴う）
急性大動脈解離	激しい胸背部痛が急激に発生し持続，解離に伴い疼痛部位が移動（腹部，腰部など），収縮期血圧≧180mmHg
気胸	呼吸困難を伴う突然の一側性の胸痛

（関野　和）

著者紹介

〈編著〉

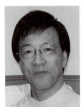
[第1・2章執筆]

正岡　博（まさおか ひろし）
正岡病院 理事長／超音波診断部 部長
日本超音波医学会 超音波指導医

1954年広島生まれ。1978年岡山大学医学部を卒業。広島市民病院産婦人科部長などを経て，2000年より正岡病院（産婦人科，小児科）を開業。より安全な分娩を目指して周産期の母児管理に力を注いでおり，特に産科領域では必須の診断法である超音波診断に関して，超音波診断装置が開発された当初より積極的に取り組み，異常妊娠の早期発見や胎児異常の出生前診断に努めている。

〈執筆〉

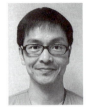
[第2章執筆]

舛本明生（ますもと あきお）
舛本産婦人科医院 副院長

1999年愛媛大学医学部卒業，同年岡山大学産科婦人科学教室へ入局。愛媛県立中央病院産婦人科，JA府中総合病院産婦人科，岡山大学医学部・歯学部附属病院を経て，2009年に広島市立広島市民病院へ入職。2011年学位取得，2012年周産期専門医取得，2013年より現職。医学博士，日本産科婦人科学会専門医，母体保護法指定医，日本周産期・新生児医学会周産期（母体・胎児）専門医。

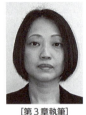
[第3章執筆]

洲脇尚子（すわき なおこ）
広島市立広島市民病院 産科・婦人科 部長

1998年岡山大学医学部卒業後，岡山大学医学部産科婦人科入局。岡山大学病院，広島赤十字原爆病院などの勤務を経て，2012年より広島市立広島市民病院勤務。医学博士，日本産科婦人科学会専門医，母体保護法指定医，日本周産期・新生児医学会周産期（母体・胎児）専門医。

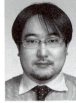
[第3章執筆]

沖本直輝（おきもと なおき）
広島市立広島市民病院 産科・婦人科 副部長

2001年岡山大学医学部卒。同年岡山大学医学部産婦人科学教室入局。岡山大学医学部附属病院研修医，国立福山病院研修医，三豊総合病院研修医を経て，2004年岡山大学病院医員，2010年岡山大学病院周産母子センター助教。2012年岡山大学大学院医歯薬学総合研究科博士課程修了。2013年より広島市立広島市民病院産婦人科副部長。医学博士，日本産科婦人科学会専門医，臨床遺伝専門医。所属学会：日本産科婦人科学会，日本周産期新生児学会，日本超音波医学会，日本人類遺伝学会，日本遺伝カウンセリング学会，日本母体胎児医学会など

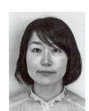
[第4章執筆]

関野　和（せきの まどか）
広島市立広島市民病院 産科・婦人科 医師

2007年鳥取大学医学部医学科卒業。2009年淀川キリスト教病院で初期研修修了。2012年広島市民病院後期研修修了。現在，広島市民病院で周産期を中心に婦人科の手術もこなしながら勤務。1児の母。所属学会：日本産科婦人科学会，日本周産期新生児学会，日本超音波医学会，日本人類遺伝学会，日本婦人科腫瘍学会，日本婦人科内視鏡学会

産科急変ドクターコール

2015年5月24日 発行　第1版第1刷

編著：正岡　博　ⓒ
　　　まさおか　ひろし

企画：日総研グループ　代表　岸田良平　発行所：日総研出版

本部	☎ (052)569−5628　FAX (052)561−1218
	〒451-0051 名古屋市西区則武新町3−7−15（日総研ビル）

日総研お客様センター　名古屋市中村区則武本通1−38
　　　　　　　　　　　日総研グループ縁ビル　〒453-0017
電話☎0120-057671　FAX☎0120-052690

札幌	☎ (011)272−1821　FAX (011)272−1822
	〒060-0001 札幌市中央区北1条西3−2（井門札幌ビル）
仙台	☎ (022)261−7660　FAX (022)261−7661
	〒984-0816 仙台市若林区河原町1−5−15−1502
東京	☎ (03)5281−3721　FAX (03)5281−3675
	〒101-0062 東京都千代田区神田駿河台2−1−47（廣瀬お茶の水ビル）
名古屋	☎ (052)569−5628　FAX (052)561−1218
	〒451-0051 名古屋市西区則武新町3−7−15（日総研ビル）
大阪	☎ (06)6262−3215　FAX (06)6262−3218
	〒541-8580 大阪市中央区安土町3−3−9（田村駒ビル）
広島	☎ (082)227−5668　FAX (082)227−1691
	〒730-0013 広島市中区八丁堀1−23−215
福岡	☎ (092)414−9311　FAX (092)414−9313
	〒812-0011 福岡市博多区博多駅前2−20−15（第7岡部ビル）
編集	☎ (052)569−5665　FAX (052)569−5686
	〒451-0051 名古屋市西区則武新町3−7−15（日総研ビル）
流通	☎ (052)443−7368　FAX (052)443−7621
	〒490-1112 愛知県あま市上萱津大門100

・乱丁・落丁はお取り替えいたします。
・本書の無断複写複製（コピー）やデータベース化は著作権・出版権の侵害となります。
・この本に関するご意見は、ホームページへお寄せください。E-mail cs@nissoken.com
・この本に関する訂正等はホームページをご覧ください。www.nissoken.com/sgh

研修会・出版の最新情報は
www.nissoken.com

スマホ・PCから
日総研　で検索！

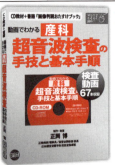

動画でわかる超音波検査の手技と基本手順
プローブ操作と画像判読に自信!

[著者] **正岡 博** 医学博士

正岡病院 理事長／超音波診断部 部長／日本超音波医学会／超音波指導医

主な内容
- プローブ操作と画像の表示法
- 胎児推定体重の計測
- 胎児健康状態のチェック
- 正常胎児形態のチェックポイント
- 胎児のさまざまな表情・行動

CD-ROM + 解説書（Windows・MacOS X 対応）
定価 4,752円+税　　　（商品番号 **601542**）

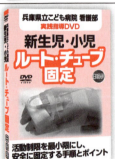

①目的 ②適応 ③観察 ④異常時対応
4つのポイントを押さえた実践を!　　**6月刊行**

活動制限を最小限にし、安全に固定する手順と加減が見てわかる

兵庫県立こども病院 看護部 制作

主な内容
- 静脈内留置カテーテル
- 中心静脈カテーテル
- 動脈内留置カテーテル
- 消化管チューブ
- 気管チューブ
- 胸腔ドレーン

DVD（約48分）　定価 4,000円+税　（商品番号 **601759**）

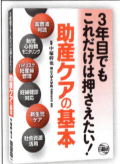

いま注目の「不妊・不育症」「出生前診断」の基本知識も!
現場ノウハウに基づくわかりやすい解説!
スタッフ指導にも使える実務書!

職場復帰支援で成果を上げた28名が執筆!

[監修・執筆] **中塚幹也** 岡山大学大学院 保健学研究科 教授

主な内容
- 助産師に必要なアセスメント力
- 妊娠各期のアセスメントとケアの要点
- 妊婦健診で役立つ知識
- ハイリスク妊産婦の管理とケア
- 出生直後・育児支援で必要な知識
- 新たに求められる役割

B5判 280頁　定価 3,200円+税　（商品番号 **601722**）

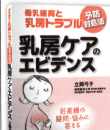

産後著しく変化する乳房トラブルに対応!
乳房ケアの基礎から母乳哺育、メンタルケアまで
妊産婦の疑問・悩みに答え、
安心のケアを実践できる!

[著者] **立岡弓子** 滋賀医科大学 医学部 看護学科
母性看護学・助産学分野 教授

主な内容
- 産褥期乳房ケアの助産師の考え方
- 乳房ケアとエビデンスの必要性
- 乳房の理解
- 乳汁産生・乳汁分泌の理解
- 女性の健康問題と母乳栄養
- タンデム授乳 ほか

B5判 2色刷 一部カラー 192頁　定価 3,619円+税　（商品番号 **601646**）

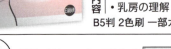

日総研　詳しくはスマホ・PCから｜日総研 601646｜で検索!
電話 0120-054977
FAX 0120-052690（無料）